DIETA CHETOGENICA E DIGIUNO INTERMITTENTE

-FACILE-

2 Libri in 1

La guida completa per perdere peso in poco tempo, riattivare il metabolismo e dimagrire in modo sano e senza fame.

Piano alimentare di 21 giorni e tante ricette fit incluse.

D1729433

Sara Di Pietro

SOMMARIO

DIETA CHETOGENICA

Facile

La miglior guida Keto per bruciare i grassi e dimagrire facilmente e senza fame!

Include piano alimentare di 21 giorni, tante ricette fit e schede workout.

Sara Di Pietro

INTRODUZIONE

Sono un'appassionata di nutrizione e benessere e da molti anni lavoro nel settore delle diete e della nutrizione e ho avuto il privilegio di incontrare molte persone che desiderano migliorare il loro stile di vita e raggiungere i loro obiettivi di salute e peso.

Fin dall'inizio della mia carriera, ho sempre creduto nell'importanza di adottare un approccio personalizzato alla nutrizione, ma ammetto di aver avuto dei dubbi sulla reale efficacia di alcune diete. Ho visto persone che si sono sottoposte a rigidi regimi alimentari, contando calorie e rinunciando a cibi che amavano, solo per vedere pochi o nessun risultato.

Anche io ho provato diverse diete nel corso degli anni, sperando di trovare la soluzione giusta per il mio corpo. Tuttavia, nonostante i miei sforzi, non sono mai riuscita a raggiungere il livello di benessere che desideravo. Ero frustrata e scoraggiata, ma sapevo che non potevo arrendermi.

Un giorno, mentre continuavo a cercare nuove soluzioni per migliorare la mia salute, mi sono imbattuta nella dieta chetogenica. Mi ha subito incuriosito il concetto di ridurre i carboidrati e aumentare i grassi per ottenere energia. Inizialmente ero scettica, ma ho deciso di dare una chance a questa nuova prospettiva.

Non avrei mai immaginato quanto la dieta chetogenica avrebbe rivoluzionato il mio approccio alla nutrizione e alla salute. Dopo qualche tempo seguendo questa dieta, ho iniziato a vedere risultati sorprendenti. La mia energia è aumentata, ho perso peso senza sentire quel senso di fame costante, e ho notato un netto miglioramento della mia pelle e del mio umore.

La dieta chetogenica ha cambiato la mia vita in modi che non avrei mai pensato possibili. Sono diventata una sostenitrice appassionata di questo approccio nutrizionale e ho voluto condividere la mia esperienza con il mondo.

Questo libro è il risultato del mio viaggio con la dieta chetogenica e del desiderio di aiutare altre persone a scoprire i benefici di questa straordinaria dieta. Nel corso delle pagine che seguono, condividerò con voi tutte le informazioni, i consigli e le ricette che ho imparato lungo il mio percorso.

La dieta Keto è versatile e facile da seguire, il che la rende una scelta eccellente per chiunque voglia mettere la propria salute e il proprio peso al primo posto.

Forse il motivo più comune per scegliere la dieta chetogenica è quello di perdere peso. Infatti è stato dimostrato che una dieta a basso contenuto di carboidrati è quasi due volte più efficace di una dieta a basso contenuto calorico. Ciò è dovuto al processo di chetosi: infatti quando il tuo corpo arriva alla chetosi, come vedremo in modo dettagliato più avanti, inizierà a bruciare i grassi come azione principale, piuttosto che scegliere di bruciare prima il glucosio.

L'altro ottimo motivo per cui le persone scelgono la dieta

chetogenica oltre che per la perdita di peso è perché ti dona il senso di sazietà, in modo che non ci siano morsi della fame da affrontare, e potrai comunque goderti una perdita di peso regolare e sana, inoltre è risaputo che migliora il tono dell'umore, e anche questa è sicuramente un'ottima ragione per introdurla nella nostra quotidianità.

Una volta che hai superato i primissimi scogli, come nel caso della maggior parte delle cose, vedrai che questo regime alimentare diventa molto facile da seguire, anche perché non serve perdere tempo a cucinare cibi specifici o a contare le calorie, ma basterà scegliere di mangiare i cibi giusti, volendo anche in abbondante quantità, e proprio perché i cibi sono l'elemento principale, in questo libro ho voluto dare parecchio spazio alla scelta di cosa mangiare, perché possiate raggiungere con sicurezza i vostri obiettivi e i risultati desiderati.

Anche per chi è diabetico o pre-diabetico, la cheto potrebbe essere la scelta perfetta!

Mangiare cheto fornisce infatti costantemente un livello di zucchero nel sangue più basso, rendendo più facile per il corpo elaborare la piccola quantità di carboidrati introdotti con l'alimentazione.

Le diete ad alto contenuto di carboidrati infatti provocano una sovrapproduzione di insulina, e possono causare sbalzi di zucchero nel sangue che fanno sentire incredibilmente affamati senza essere in grado di soddisfare mai questo bisogno.

La dieta chetogenica blocca tutte queste reazioni, e consente di godersi una vita sana e in forma, senza soffrire la fame. Ovviamente, come sempre consiglio nei miei libri, è importante parlare sempre con un medico, soprattutto se si ha qualche problema di salute, prima di intraprendere qualsiasi nuovo regime alimentare per perdere peso.

La dieta chetogenica per problemi di pelle

Devi sapere che, anche se lotti con problemi della pelle, la dieta chetogenica potrebbe essere la risposta! Molte persone che hanno problemi ricorrenti con la loro pelle, hanno infatti scoperto che seguire la dieta chetogenica elimina in modo rapido e drastico quasi tutti i loro problemi, e schiarisce la loro pelle in pochissimo tempo.

C'è una scuola di pensiero che suggerisce che le persone che seguono una dieta ricca di carboidrati possano essere allergiche ai cibi che stanno mangiando, e che quindi grazie alla dieta cheto siano liberi da quei cibi e per questo possano stare molto meglio; questo io non posso sostenerlo con certezza non avendo di questi problemi, ma per quanto riguarda la mia esperienza personale, da quando ho iniziato con questo stile alimentare, ho constatato sin da subito un vero cambiamento nelle condizioni della mia pelle, e un gran benessere generale.

Ecco gli altri benefici che la dieta cheto apporta:

• Sentirsi sazi più a lungo. Questo è un ottimo motivo per scegliere la cheto, soprattutto se si lotta con i morsi della fame o ci si ritrova a fare spuntini quando si ha un certo languorino!

- Riduce il gonfiore. Quando riduci la quantità di grano e glutine scoprirai che il tuo stomaco è meno gonfio, il che significa che puoi aspettarti una pancia più piatta!

- Fa bene al cervello. E' stato infatti scoperto che in molte persone con condizioni come l'Alzheimer o il Parkinson, il cervello non è in grado di utilizzare il glucosio in modo efficace, il che significa che utilizzando i chetoni come carburante, potranno godere di una migliore funzione cerebrale. Questo perchè mangiando meno carboidrati, il livello di zucchero nel sangue è mantenuto costante, e ciò aiuta il corpo e l'intero organismo a non crollare, soprattutto dopo il pasto nel primo pomeriggio.

- Migliora l'umore, pur fornendoti un migliore controllo glicemico. Ciò significa che è più probabile che tu ti senta più felice e più sano durante tutto il giorno.

I chetoni sono tra i sottoprodotti più sottovalutati del metabolismo umano: invece come abbiamo visto, svolgono un ruolo vitale nel prolungare la sopravvivenza degli esseri umani in assenza di cibo. Inoltre, i chetoni sono emersi come un approccio dietetico pratico ed efficace, per la perdita e il mantenimento del peso.

Che cosa sono i chetoni?

I chetoni riducono la dipendenza dalle proteine muscolari per la produzione di glucosio nel corpo e forniscono una fonte di energia alternativa, in particolare nel cervello, dove i grassi non possono essere utilizzati direttamente per la produzione di energia. La produzione di chetoni è fondamentale per prolungare la sopravvivenza negli esseri umani durante la fame.

In media, gli esseri umani immagazzinano circa 50.000 calorie come grassi e solo 2.000 calorie come carboidrati. Durante lunghi periodi di fame, i grassi immagazzinati vengono mobilitati nel fegato e quindi metabolizzati in chetoni.

Come si aumentano i chetoni senza entrare in una modalità di fame estrema?

Ci sono diversi approcci per raggiungere questo obiettivo e tutti si sono dimostrati abbastanza efficaci; tuttavia, la pratica più comune è la restrizione dei carboidrati nella dieta.

Il concetto generale si concentra sulla mobilitazione dei grassi, sulla produzione di chetoni e sul mantenimento di bassi livelli circolanti dell'ormone insulina. Per fare questo è necessaria una significativa restrizione dei carboidrati a non più del 5% circa della dieta, limitando anche l'assunzione di proteine a non più del 30-35%.

In definitiva, questo si traduce in una dieta ricca di grassi e in uno stato metabolico che consente la produzione di chetoni.

Quali sono i benefici per la salute del cheto?

La stragrande maggioranza delle prove indica che le diete chetogeniche e alti livelli di chetoni circolanti sono più efficaci nel produrre perdita di grasso e mantenere la massa magra rispetto alle diete povere di grassi negli animali e nell'uomo.

I chetoni prodotti da diete e integratori chetogenici hanno anche mostrato un buon potenziale come trattamento per diverse condizioni di malattie croniche, tra cui alcune forme di cancro, malattie metaboliche e cardiovascolari e una serie di disturbi neurologici come l'Alzheimer e il morbo di Parkinson.

L'efficacia di una dieta chetogenica può essere diversa per ogni persona, ma il contributo più significativo potrebbe essere una maggiore concentrazione ed energia acquisita, rispetto al numero di cibi e stili di vita malsani che purtroppo affliggono il mondo di oggi.

La dieta chetogenica come abbiamo visto è una dieta a basso contenuto di carboidrati e ricca di grassi, e può essere efficace per la perdita di peso e per alcune condizioni di salute, cosa che è stata dimostrata in molti studi.

Inoltre la dieta cheto è particolarmente utile per perdere il grasso corporeo in eccesso senza soffrire troppo la fame, e per migliorare il diabete di tipo 2 o la sindrome metabolica, riducendo i carboidrati, per bruciare i grassi come carburante.

Quindi, come riassunto pocanzi, i benefici nel decidere di iniziare un tipo di alimentazione chetogenica sono notevoli, e in questa guida ti assicuro che imparerai tutto ciò che devi sapere sulla dieta cheto, incluso come iniziare, per ottenere i migliori risultati in modo sicuro ed efficace.

CAPITOLO 1
PERCHÉ SCEGLIERE LA DIETO CHETOGENICA?

Le diete dimagranti al giorno d'oggi sono ovunque, riviste, social media, Instagram e Facebook ci bombardano continuamente di sponsorizzate su questo argomento, e può essere opprimente capire e soprattutto saper distinguere quali siano benefiche per il nostro corpo e quali siano semplicemente le ultime mode del momento.

Sicuramente la dieta chetogenica ha catturato l'immaginazione di molte persone, ma è efficace nella gestione della perdita di peso? È adatta a te e, soprattutto, è sicura?

Una dieta chetogenica è essenzialmente una dieta molto rigorosa ricca di grassi, moderatamente proteica e povera di carboidrati. Quando riducendo l'assunzione di carboidrati, il tuo corpo alla fine entra in uno stato noto come chetosi.

Quando raggiungi la chetosi, il tuo corpo brucia i grassi invece dei carboidrati dal cibo e produce chetoni, che sono acidi che il tuo corpo può usare come carburante. Questo è un processo molto individualizzato, tuttavia, e alcune persone avranno bisogno di una dieta più ristretta rispetto ad altre per iniziare a produrre chetoni sufficienti.

La dieta cheto comporta l'eliminazione di alimenti come pane, pasta, riso e zucchero, quindi si assumeranno meno di 50 g di carboidrati al giorno, diciamo che la dieta cheto standard è solitamente composta dal 55-60% di grassi, dal 30 al 35% di proteine e dal 5 al 10% di carboidrati.

E' stato verificato inoltre che questo stile alimentare promuova una perdita di peso più sostenibile e meno frustrante, poiché è noto che i grassi e le proteine aumentano i livelli di sazietà, facendoti sentire quindi sazio e soddisfatto per un periodo di tempo più lungo.

I chetoni forniscono inoltre un carburante alternativo per il tuo corpo e per le funzioni cerebrali, in questo modo, non si verifica l'aumento della grelina, l'ormone della fame" che segnala al cervello il bisogno di mangiare, quindi la dieta sarà sicuramente più facile da portare avanti.

Se segui i principi di base di questa dieta, mangerai principalmente grassi e alcune proteine, ecco qui di seguito alcuni cibi da introdurre nella tua nuova alimentazione chetogenica e da aggiungere alla tua lista della spesa, alimenti che nei capitoli successivi andremo a vedere ancora meglio nello specifico:

-Noci e semi

Sono ricchi di grassi, poveri di carboidrati e hanno una quantità moderata di proteine. Sono anche ricchi di fibre e magnesio. Il consumo regolare di noci è associato a un ridotto rischio di malattie cardiache e alcuni tipi di cancro. Di seguito sono elencati i conteggi netti di carboidrati (carboidrati assorbiti dal corpo) di 1 porzione (28 grammi) di alcune noci e semi comunemente apprezzati:

Mandorle: 2 g

Noci del Brasile: 1 g

Anacardi: 8 g

Noci di macadamia: 2 g

Noci pecan: 2 g

Pistacchi: 5g

Noci: 2 g

Semi di chia: 1 g

Semi di lino: 0 g

Semi di zucca: 3 g

Semi di sesamo: 3 g

-Avocado

Gli avocado sono uno dei migliori alimenti dietetici cheto da scegliere. Sono a basso contenuto di carboidrati ma ricchi di altri nutrienti. La metà di un avocado medio contiene 9 grammi di carboidrati totali, di cui 7 grammi sono fibre. Sono anche ricchi di potassio che aiuta nel controllo della pressione sanguigna e assicura il corretto funzionamento dei muscoli e dei nervi. Tuttavia, le persone con problemi renali e cardiaci esistenti dovrebbero limitare i cibi ricchi di potassio.

-Olio di oliva e di cocco

Gli oli di oliva e di cocco sono particolarmente preferiti nella dieta cheto per le loro proprietà uniche.

L'olio di cocco contiene trigliceridi a catena media (MCT) che vengono assorbiti direttamente dal fegato e convertiti in chetoni. L'olio di cocco non contiene carboidrati ed è povero di grassi.

L'olio d'oliva è ricco di acido oleico, un grasso mono-insaturo che aiuta a ridurre il colesterolo cattivo LDL nel sangue, e vitamina E. E' anche ricco di fenoli, un tipo di antiossidanti che proteggono anche il cuore diminuendo l'infiammazione e migliorando l'arteria funzione. L'olio d'oliva è una pura fonte di grassi; contiene 14 grammi di grassi per cucchiaio e nessun carboidrato.

-Burro e panna

Il burro e la panna sono quasi privi di carboidrati e contengono acido linoleico coniugato (CLA), che è l'acido grasso che può essere associato alla perdita di grasso. Tuttavia, secondo la ricerca, l'effetto è minimo. Il burro e la panna che provengono da mucche nutrite con erba sono particolarmente utili in quanto sono più ricchi di acidi grassi omega-3, CLA, beta-carotene, vitamine A, D, E e K e butirrato rispetto a quelli ottenuti da mucche alimentate con cereali.

-Formaggio e yogurt

I formaggi di tutti i tipi sono molto poveri di carboidrati e ricchi di grassi. Una porzione (28 grammi) di formaggio contiene circa 5 grammi di grassi, 7 grammi di proteine e il 20% dell'apporto dietetico raccomandato per il calcio. Gli studi hanno anche dimostrato che il consumo quotidiano di formaggio aumenta la massa muscolare e la forza nel tempo.

-Carni e pollame nutriti con erba

Carne e pollame sono privi di carboidrati e rappresentano un'ottima fonte di proteine di alta qualità. Sono anche ricchi di vitamine del gruppo B e minerali come il selenio di ferro e lo zinco. La carne di animali nutriti con erba è preferita a quella di animali nutriti con cereali poiché contiene quantità maggiori di grassi omega-3, CLA e antiossidanti, in ogni caso va sottolineato che, per una dieta sana, non andrebbe fatto un consumo eccessivo della carne, ma questa andrebbe sostituita spesso con altre fonti proteiche.

-Pesci e crostacei

I pesci sono privi di carboidrati ma ricchi di vitamine del gruppo B e selenio. Salmone, sardine, sgombro, tonno contengono inoltre acidi grassi omega-3 che aiutano contro le malattie cardiovascolari, sindrome metabolica e diabete. I molluschi sono consigliati anche nella dieta cheto, anche se potrebbero non essere interamente senza carboidrati.

-Uova

Le uova sono un alimento base nella dieta cheto in quanto sono molto povere di carboidrati, contengono proteine e grassi, sono sazianti e molto versatili. Contengono anche antiossidanti come la luteina e la zeaxantina nel tuorlo d'uovo.

-Verdure non amidacee

Il conteggio netto dei carboidrati delle verdure non amidacee vada da solo 1 a 8 grammi per tazza. Spinaci, broccoli, cavolfiori, pomodori, asparagi e cavoli. Queste verdure sono anche ricche di antiossidanti, vitamina C e generalmente nutrienti.

-Funghi

I funghi sono un'ottima aggiunta alla dieta cheto in quanto hanno un contenuto quasi trascurabile di carboidrati, ma sono ricchi di altri nutrienti come vitamine B e D, potassio e selenio. Hanno anche dimostrato di avere potenti proprietà antinfiammatorie.

-Frutti di bosco

Una tazza di frutta come more, mirtilli, lamponi e fragole contiene tra 6 e 18 grammi di carboidrati netti e sono comunque ricchi di antiossidanti fondamentali per la nostra salute.

-Cioccolato fondente

Il cioccolato fondente può essere una deliziosa aggiunta alla dieta cheto. Non solo hanno un buon sapore, ma sono anche ricchi di antiossidanti chiamati flavonoli, che possono avere un ruolo nell'abbassare la pressione sanguigna e mantenere le arterie sane. Optare per cioccolatini con almeno il 70% di cacao solido.

-Caffè e thè

Caffè e thè si possono assumere senza problemi quando non zuccherati.

-Stevia

La stevia è un dolcificante naturale non nutritivo che può essere utilizzato per addolcire e per sostituire lo zucchero in bevande e dessert. Prendi nota delle quantità di sostituzione appropriate poiché la stevia ha un sapore più dolce dello zucchero normale.

-Brodo d'osso

Il brodo di ossa è ricco di sostanze nutritive mentre è povero di carboidrati, il che lo rende un'aggiunta sostanziosa all'elenco degli alimenti keto-friendly. Il brodo di ossa può essere preparato facendo sobbollire ossa di pesce, pollo, manzo o pollo con erbe e spezie per 12-24 ore. Cipolle, carote e sedano possono essere aggiunti per insaporire. È ricco di collagene, elettroliti e aminoacidi e può essere consumato da solo o utilizzato come ingrediente di zuppe, stufati e salse.

RIASSUMIAMO QUINDI I BENEFICI DELLA DIETA CHETOGENICA

-Controllo della glicemia

I carboidrati sono i principali contributori degli zuccheri nel sangue. Il consumo di quantità molto basse di carboidrati elimina i grandi aumenti dei livelli di zucchero nel sangue. Le diete chetogeniche sono assolutamente efficaci nel ridurre l'HbA1c, che è la misura a lungo termine del controllo della glicemia.

-Miglioramento dei livelli di pressione sanguigna

La riduzione della pressione sanguigna è stata osservata nelle persone in sovrappeso o con diabete di tipo 2 che seguono diete chetogenica.

-Induce sazietà

Le diete cheto sono efficaci nel ridurre l'appetito e le voglie, infatti la dieta cheto induce senso di sazietà e riduce la preferenza per i cibi zuccherati, inoltre una volta raggiunta la chetosi il corpo si abitua a ottenere energia dalla scomposizione del grasso corporeo, bruciando i grassi per produrre energia.

-Aiuta a curare l'epilessia tra i bambini

La dieta cheto è stata utilizzata molto tempo fa per il trattamento dell'epilessia tra i bambini perché sia i chetoni che l'acido decanoico, un'altra sostanza chimica prodotta da questa dieta, aiutano a prevenire le convulsioni.

-Aiuta a gestire altre condizioni mediche

Poiché i chetoni sono una fonte di carburante salutare per il cervello a causa dei suoi effetti neuro-protettivi, i ricercatori stanno anche conducendo ricerche in corso per esaminare i possibili benefici della dieta cheto per condizioni che includono disturbi cerebrali come il morbo di Alzheimer e il morbo di Parkinson.

È importante che tu sappia che ci sono alcuni disturbi legati al mettere il tuo corpo in stato di chetosi, ma posso anche garantirti che generalmente sono lievi e riguardano solo i primi giorni.

Gli effetti collaterali comuni includono alitosi, costipazione, indigestione e ipoglicemia. Nei primi giorni di dieta potresti anche provare nausea, insonnia e una sensazione generale di malessere.

Occorre inoltre evitare per tutto il protrarsi della dieta di finire per consumare troppe proteine e grassi non sani, infatti l'alto livello di grassi insaturi malsani combinato con i limiti di frutta, verdura e cereali ricchi di nutrienti a lungo termine potrebbe essere nocivo per la salute del cuore e dei reni, per questo il mio consiglio è di parlare sempre con il proprio medico o con un nutrizionista prima di intraprendere cambiamenti estremi nell'assunzione di cibo e nello stile di vita, soprattutto se si ha qualche piccolo problema di salute.

CAPITOLO 2
COME FUNZIONA IL PROCESSO DI CHETOSI

L a chetosi è un processo che il corpo attraversa quotidianamente, indipendentemente dal numero di carboidrati che vengono introdotti. Questo perché questo processo ci fornisce energia dai chetoni ogni volta che lo zucchero non è prontamente disponibile.

In effetti, potresti aver già sperimentato un livello molto lieve di chetosi se hai mai saltato un pasto o due, oppure se non hai mangiato molti carboidrati durante il giorno o ti sei allenato per più di un'ora. Facendo una di queste tre cose nel tuo corpo sarà iniziato il processo di chetosi.

Ogni volta che il bisogno di energia aumenta e i carboidrati non sono disponibili per soddisfare tale richiesta, il corpo inizia ad aumentare i suoi livelli di chetoni. Se i carboidrati sono limitati per un periodo di tempo più significativo (cioè più di tre giorni), il corpo aumenterà ulteriormente i livelli di chetoni. Questi livelli più profondi di chetosi conferiscono molti effetti positivi in tutto il corpo, effetti che si sperimentano nel modo più sicuro e salutare possibile seguendo la dieta chetogenica.

Tuttavia, la maggior parte delle persone è raramente in chetosi e non ne sperimenta mai i benefici perché il corpo preferisce utilizzare lo zucchero come fonte primaria di carburante, specialmente quando l'alimentazione fornisce molti carboidrati e poche proteine.

Cosa succede quando non siamo in chetosi

Il tuo corpo si adatta a ciò che gli viene immesso, elaborando diversi tipi di nutrienti nell'energia di cui ha bisogno. Proteine, grassi e carboidrati possono tutti essere convertiti in carburante utilizzando vari processi metabolici.

Quando mangi cibi ricchi di carboidrati o quantità eccessive di proteine, il tuo corpo le scompone in uno zucchero semplice chiamato glucosio. Ciò accade perché il glucosio fornisce alle cellule la fonte più rapida di ATP, che è la molecola di energia primaria necessaria per alimentare quasi tutto ciò che accade nel corpo.

In altre parole, più ATP significa più energia cellulare e più calorie portano a più ATP. Infatti, ogni caloria assunta da carboidrati, grassi e proteine può essere utilizzata per aumentare in qualche modo i livelli di ATP.

I nostri corpi consumano gran parte di questi nutrienti solo per mantenersi "vivo" ogni giorno. Se mangi cibo più che sufficiente, tuttavia, ci sarà un eccesso di glucosio di cui il tuo corpo non ha bisogno.

Dato che abbiamo a disposizione una quantità apparentemente infinita di cibo, i nostri corpi dovrebbero semplicemente espellerlo ma invece di espellere le calorie in eccesso di cui il corpo non ha bisogno ora, le immagazzina in modo che le cellule abbiano energia in caso di sopraggiunto fabbisogno.

Il corpo risparmia per il futuro in due modi:

- Glicogenesi. Durante questo processo, il glucosio in eccesso viene convertito in glicogeno (la forma di zucchero immagazzinata nel corpo) e immagazzinato nel fegato e nei muscoli. I ricercatori stimano che il corpo immagazzini circa 2000 calorie sotto forma di glicogeno muscolare ed epatico. A seconda della persona, ciò significa che i livelli di glicogeno si esauriranno entro 6-24 ore quando non vengono consumate altre calorie. Fortunatamente, abbiamo un metodo alternativo di accumulo di energia che può aiutarci a sostenerci quando i livelli di glicogeno sono bassi: la lipogenesi.

- Lipogenesi. Se c'è già abbastanza glicogeno nei muscoli e nel fegato, l'eventuale glucosio in eccesso verrà convertito in grassi e immagazzinato attraverso un processo chiamato lipogenesi. A differenza delle nostre limitate riserve di glicogeno, le nostre riserve di grasso sono virtualmente illimitate. Ci forniscono la capacità di sostenerci per settimane senza cibo adeguato.

Quando i carboidrati o le calorie del cibo sono limitati, la glicogenesi e la lipogenesi non sono più attive. Invece, la glicogenolisi e la lipolisi prendono il loro posto, liberando energia dalle riserve di glicogeno e grasso.

Tuttavia succede qualcosa di inaspettato quando il tuo corpo non ha più glucosio o glicogeno perchè il grasso viene usato come combustibile, inoltre viene prodotta anche una fonte di combustibile alternativa costituita da chetoni. Di conseguenza, si verifica la chetosi.

Perché accade la chetosi

Quando il tuo corpo non ha accesso al cibo, come quando dormi, digiuni o segui la dieta chetogenica, il corpo converte parte del suo grasso immagazzinato in molecole energetiche altamente efficienti chiamate chetoni. Questi chetoni vengono sintetizzati dopo che il corpo scompone il grasso in acidi grassi e glicerolo.

Ma perché succede questo? Perché non continuare a utilizzare il grasso come carburante?

Gli acidi grassi e il glicerolo non vengono affatto utilizzati come energia dalle cellule cerebrali. Questo perché vengono convertiti in energia troppo lentamente per supportare la funzione del cervello.

Questo è il motivo per cui lo zucchero tende ad essere la principale fonte di carburante per il cervello. Sorprendentemente, questo ci aiuta anche a capire perché produciamo chetoni.

Come si formano i chetoni: il processo

In precedenza abbiamo scoperto che il corpo scompone il grasso in acidi grassi e glicerolo, che possono essere utilizzati direttamente come carburante nelle cellule ma non dal cervello. Per soddisfare le esigenze del tuo cervello, gli acidi grassi e il glicerolo entrano nel fegato dove vengono convertiti in zucchero e chetoni.

Più precisamente, il glicerolo subisce un processo chiamato

gluconeogenesi, che lo converte in zucchero, mentre gli acidi grassi vengono convertiti in corpi chetonici durante un processo chiamato chetogenesi.

Come risultato della chetogenesi, viene prodotto un corpo chetonico chiamato acetoacetato.

L'acetoacetato viene quindi convertito in altri due tipi di corpi chetonici:

- Beta-idrossibutirrato (BHB) - Dopo essere stato adattato al cheto per un paio di settimane, inizierai a convertire l'acetoacetato in BHB poiché è una fonte di carburante molto più efficiente (subisce un'ulteriore reazione chimica che fornisce più energia per il cellulare rispetto all'acetoacetato). In generale, gli studi dimostrano che il corpo e il cervello preferiscono utilizzare BHB e acetoacetato per produrre energia perché le cellule possono utilizzarlo in modo più efficiente del 70% rispetto al glucosio.

- Acetone - A volte può essere metabolizzato in glucosio, ma viene principalmente escreto come rifiuto. Questo dà il distinto alito poco gradevole spesso tipico di chi pratica la dieta cheto.

Il tuo corpo espellerà meno corpi chetonici in eccesso (acetone) e se usi bastoncini cheto per monitorare i tuoi livelli di chetosi, potresti pensare che stia rallentando.

Non è così, poiché il tuo cervello sta bruciando il BHB come combustibile e il tuo corpo sta cercando di fornire al tuo cervello quanta più energia efficiente possibile. Questo è comunemente il motivo per cui i consumatori di lunga data di una alimentazione a basso contenuto di carboidrati, non mostreranno livelli profondi di chetosi nei loro test delle urine.

Infatti, chi segue una dieta chetogenica da lungo tempo trarrà fino al 50% del proprio fabbisogno energetico basale e il 70% del fabbisogno energetico del proprio cervello dai chetoni, quindi non lasciarti ingannare dai test delle urine perché spesso sono inutili e fuorvianti.

La chetosi non può alimentare il corpo da sola: l'importanza della gluconeogenesi

Non importa quanto diventi cheto-adattato, molte delle tue cellule avranno comunque bisogno di glucosio per sopravvivere. Per soddisfare i bisogni energetici del cervello e del corpo che non possono essere soddisfatti dai chetoni, il fegato utilizza un processo chiamato gluconeogenesi.

Ricordi come abbiamo detto prima che il glicerolo (un componente del grasso) viene convertito in glucosio tramite la gluconeogenesi? Ebbene, anche gli amminoacidi delle proteine e il lattato dei muscoli possono essere convertiti in zucchero.

Convertendo aminoacidi, glicerolo e lattato in zucchero, il fegato soddisfa le esigenze di glucosio del corpo e del cervello durante i periodi di digiuno e restrizione dei carboidrati. Questo è il motivo per cui non vi è alcun requisito essenziale per l'introduzione di carboidrati nella dieta. Il tuo fegato, nella maggior parte dei casi, si assicurerà che tu abbia abbastanza glucosio nel flusso sanguigno affinché le tue cellule sopravvivano.

Che cosa può intralciare il processo di chetosi

Sebbene la gluconeogenesi e la chetogenesi lavorino insieme quando i carboidrati sono limitati, ciò non significa che i chetoni aumenteranno costantemente. Alcuni fattori come mangiare troppe proteine possono ostacolare la chetosi e aumentare la necessità di gluconeogenesi.

Ciò è dovuto al fatto che i livelli di insulina e la produzione di chetoni sono intimamente collegati e le fonti proteiche che vengono comunemente consumate con la dieta cheto aumentano i livelli di insulina. Così la chetogenesi è sotto-regolata, il che aumenta la necessità della gluconeogenesi di produrre più zucchero.

Questo è il motivo per cui mangiare troppe proteine talvolta può compromettere la capacità di entrare in chetosi. Tuttavia, questo non significa nemmeno che dovresti limitare il consumo di proteine, basta mantenersi su un 30-35% come già indicato. Limitando troppo l'assunzione di proteine, i tuoi tessuti muscolari saranno utilizzati per produrre il glucosio di cui il tuo corpo e il tuo cervello hanno bisogno per il carburante.

Capire come funzionano i chetoni

Per la maggior parte le nostre conoscenze sulla chetosi provengono da studi su persone che praticano soprattutto il digiuno intermittente, non da persone che seguono una dieta chetogenica. Tuttavia, possiamo fare molte deduzioni sulla dieta chetogenica da ciò che i ricercatori hanno trovato, paragonandoli agli studi sul digiuno intermittente.

Per prima cosa, diamo un'occhiata alle fasi che il corpo attraversa durante il digiuno:

La chetosi che si genera seguendo una dieta chetogenica possiamo dire che generalmente è molto più sicura e più sana della chetosi in cui entri a causa del digiuno. Mentre si digiuna infatti il tuo corpo non ha fonti di cibo, quindi inizia a convertire le proteine nei tuoi muscoli in glucosio, e ciò provoca una rapida perdita muscolare.

Assolutamente noi sappiamo che si perde peso con il digiuno, io stessa l'ho praticato per lunghi periodi ed ho scritto anche un bel libro dettagliato su questo, ma sicuramente il processo è meno sostenibile a livello di stress mentale e soprattutto all'inizio è accompagnato da un forte senso di fame; il tuo corpo convertirà comunque il grasso dalle cellule adipose in energia per sopravvivere, ma sicuramente sarà più difficile da portare avanti nella quotidianità, soprattutto per chi è abituato a spizzicare continuamente io sconsiglio di sicuro il digiuno intermittente, mentre sarà sicuramente molto più appropriata la scelta di un regime cheto.

La dieta chetogenica, d'altra parte, ci fornisce infatti una perdita di peso in modo più sicuro e facile. Infatti limitare i carboidrati mantenendo un adeguato apporto calorico da grassi e proteine, consente al processo chetogenico di preservare il tessuto muscolare utilizzando la chetosi e i corpi chetonici che creiamo come carburante (senza bisogno di utilizzare la preziosa massa muscolare), inoltre molti studi di ricerca hanno scoperto che i chetoni hanno anche una miriade di effetti benefici in tutto il corpo, qui di seguito eccone alcuni.

1. I chetoni stimolano la produzione mitocondriale

Nuovi mitocondri si formano nelle cellule che bruciano i chetoni come carburante. Ciò si verifica soprattutto nelle cellule cerebrali delle persone a dieta chetogenica.

Perché è importante? Perché i mitocondri extra aiutano a migliorare la produzione di energia e la salute delle cellule.

2. La chetosi protegge e rigenera il sistema nervoso

I chetoni aiutano a preservare la funzione delle cellule nervose che invecchiano e aiutano nella rigenerazione delle cellule del sistema nervoso danneggiate e malfunzionanti. Ad esempio i chetoni aiutano a migliorare significativamente le lesioni cerebrali acute.

3. I chetoni agiscono come un antiossidante

In precedenza abbiamo scoperto che i chetoni sono una fonte di combustibile più efficiente dello zucchero. Uno dei motivi per cui è così è che i chetoni producono meno specie reattive dell'ossigeno e radicali liberi rispetto allo zucchero quando vengono utilizzati. Bruciando i chetoni come carburante, il corpo è in grado di proteggersi dai danni e dalle malattie che le specie reattive dell'ossigeno e i radicali liberi possono causare.

4. I chetoni aiutano a prevenire la crescita di alcuni tumori

La ricerca mostra che i chetoni possono aiutare a combattere vari tipi di cancro. Questo perché la maggior parte delle cellule tumorali non può utilizzare i chetoni come combustibile. Senza carburante, le cellule tumorali non hanno energia per la crescita e il sistema immunitario può finalmente eliminarle dal corpo.

5. I chetoni migliorano enormemente la funzione cerebrale

Ci sono molti studi di ricerca su come bruciare chetoni come carburante può aiutare le persone con autismo, epilessia, morbo di Alzheimer e morbo di Parkinson. In molti casi, i chetoni sono più efficaci dei trattamenti convenzionali.

Questi promettenti risultati della ricerca possono essere principalmente spiegati da due fattori:

- Le cellule cerebrali funzionano in modo più efficiente quando usano i chetoni come carburante piuttosto che lo zucchero.

- I chetoni possono avere un effetto inibitorio sulle cellule nervose.

Cosa succede quando si rende un sistema nervoso ipereccitabile più efficiente e meno attivo? Meno comportamento autistico, meno convulsioni ed una migliore funzione cerebrale. Ora, potresti pensare che la chetosi sia uno stato ottimale da raggiungere, ma c'è qualche aspetto negativo? A parte la lieve disidratazione che può verificarsi nei primi giorni di restrizione dei carboidrati chiamata "influenza cheto", non ci sono grandi svantaggi nel praticare la dieta chetogenica se non quelli già elencati, in particolare l'importanza di limitare l'uso eccessivo nel tempo di grassi e proteine, in quanto un consumo eccessivo potrebbe a lungo ledere altri organi.

CAPITOLO 3

COME ENTRARE IN UNO STATO DI CHETOSI?

Mentre abbattere i carboidrati ogni giorno è un modo definitivo per entrare in uno stato di chetosi, ci sono altri modi per raggiungere questo stato metabolico. È interessante notare che la chetosi produce più ATP (adenosina trifosfato, la molecola contenente energia) rispetto a quando si utilizza il glucosio. Grazie a questo si è in grado di svolgere ogni tipo di attività anche durante un deficit calorico, infatti molte persone scelgono di iniziare la dieta chetogenica per diversi motivi oltre alla perdita di peso, come per ottenere una maggiore chiarezza mentale, una glicemia più stabile, e una migliore resistenza e minor rischio di malattia.

Come imparerai, eliminare i carboidrati è solo uno dei tanti modi per accelerare il processo di chetosi, ma di sicuro anche introdurre più grassi nell'alimentazione e fare esercizio fisico contribuiscono ad attivarlo, ecco alcune cose importanti da fare per raggiungere questo stato:

1. Monitora i tuoi macro

Il termine "macro" è l'abbreviazione di macronutrienti, che sono categorie di nutrienti che ti forniscono energia. Questi sono carboidrati, proteine e grassi. Quando si tratta di raggiungere la chetosi, il rapporto macro tipico da seguire è del 5-10% di carboidrati, dal 55% al 60% di grassi e dal 30% al 35% di proteine.

2. Riduci l'assunzione di carboidrati

Tieni presente che la chetosi si verifica quando non hai assunto abbastanza carboidrati per produrre glucosio. Quando il glucosio è basso infatti, il tuo corpo inizia a bruciare il grasso immagazzinato per creare chetoni, che ora fungono da fonte primaria di carburante.

Ricorda inoltre che mentre il grado di restrizione dei carboidrati dipende da ogni individuo – chi è molto attivo fisicamente può consumare più carboidrati ed essere ancora in chetosi, mentre chi ad esempio pratica una vita sedentaria, stando molte ore al giorno fermo, con poca attività fisica, trarrà beneficio soprattutto dall'introduzione di meno carboidrati - il generale il limite di assunzione di carboidrati per la chetosi è di 30-50 grammi al giorno.

Il modo più semplice per rimanere sotto i 50 grammi di carboidrati è fare il pieno di cibi proteici, come uova, manzo, maiale, pollo, pesce, frutti di mare.

Per le verdure, concentrati su opzioni non amidacee come insalata, cavolfiore, broccoli, cetrioli, asparagi e fagiolini. Per la frutta i cibi più indicati includono avocado, bacche, polpa di cocco, anguria e melone.

3. Aumenta l'assunzione di grassi sani

Il grasso alimentare è un componente importante della dieta cheto, che ti mette in chetosi. Oltre ad abbattere il grasso immagazzinato per produrre chetoni, il tuo corpo utilizza anche i grassi della tua dieta per crearli. In assenza o mancanza di carboidrati, è necessario più grasso per produrre energia. Il grasso è denso di calorie, fornendo 9 calorie per grammo. È anche lento da digerire e non influisce sui livelli di glucosio nel sangue e di insulina, a differenza dei carboidrati. Ecco altri motivi importanti per non temere il grasso:

- La presenza di grassi in un pasto favorisce l'assorbimento delle vitamine

- Il grasso produce ormoni steroidei, come estrogeni, progesterone e testosterone

- I grassi giusti, come gli omega-3, migliorano la funzione cerebrale

Quando si tratta di fonti di grassi, è meglio scegliere solo grassi sani, come quelli che si trovano negli alimenti interi non trasformati. Esempi sono uova, tagli grassi di carne (ad es. cosce di pollo e pancetta di maiale), salmone, avocado, noci e semi.

4. Aumenta la tua attività fisica

L'esercizio può accelerare la transizione verso la chetosi, soprattutto con esercizi che esauriscono rapidamente le riserve di glicogeno. Esempi di queste attività includono l'interval-training cioè allenamenti ad alta intensità seguita da un periodo di recupero o HIIT cioè allenamenti cardio ad alta intensità (burpees, corda per saltare, alpinismo), oppure corse lunghe della durata di 60 minuti e altri esercizi di resistenza prolungati.

Ciò che sarebbe ancora meglio è mantenere basso l'apporto di carboidrati prima di un allenamento HIIT o di una lunga corsa. Limitare la tua energia dai carboidrati migliorerà la capacità di bruciare i grassi del tuo corpo. Pensa ai carboidrati come a un ostacolo che blocca la chetosi.

Per le persone che stanno già praticando il digiuno intermittente e vogliono essere fisicamente attive, l'esercizio all'inizio di un digiuno riduce anche il tempo necessario per entrare in chetosi. Per facilitare i principianti, consigliamo di attenersi a esercizi a bassa intensità, quelli eseguiti a un ritmo confortevole, come camminare, nuotare, andare in bicicletta e lo yoga. Questo aiuterà con il processo di integrazione della dieta nella quotidianità.

5. Incorporare il digiuno intermittente

È noto che il digiuno intermittente che è un modello alimentare in cui si passa dal mangiare al non mangiare, induce la chetosi. Gli studi dimostrano che i regimi IF, cioè dall'inglese Intermittent Fasting, come il digiuno a giorni alterni (ADF), provocano l'esaurimento del glicogeno immagazzinato e l'aumento della produzione di chetoni.

Si potrebbe iniziare con un digiuno di 12 ore - la durata del digiuno più breve possibile - e combinarlo con l'esercizio per ottenere i migliori risultati, assicurandosi di rompere il digiuno con cibi chetogenici a basso contenuto di carboidrati, come brodo di ossa, verdure a foglia verde, uova e carne. L'introduzione di cibi

34

cheto è fondamentale per evitare che il corpo inizi a convertire le proteine dei tuoi muscoli in glucosio.

In alternativa, prova un digiuno veloce da grassi, infatti questo può essere uno strumento utile se non sei ancora pronto a rinunciare al cibo per molte ore, ma vuoi comunque raccogliere i benefici di potenziamento dei chetoni di un digiuno regolare. Fondamentalmente, tutto ciò che devi fare è ottenere calorie da cibi ricchi di grassi. Puoi mangiare uova (compresi i tuorli d'uovo), salmone e avocado e essere facilitato a raggiungere lo stato di chetosi senza soffrire troppo la fame.

6. Mantenere un adeguato apporto proteico

Ridurre i carboidrati e aumentare il grasso non sono gli unici metodi per mantenere o entrare in chetosi. Le proteine devono essere adeguate, dal 30% al 35% circa delle calorie totali. L'ottimizzazione dell'assunzione di proteine aiuta a stabilizzare il livello di zucchero nel sangue, che frena la fame e altri benefici come la conservazione e il recupero muscolare.

Tieni presente che l'assunzione di proteine per quanto riguarda la dieta cheto è molto soggettivo, coloro che hanno bisogno di un apporto proteico più elevato pur mantenendo la chetosi includono gli anziani, i bodybuilder o chiunque cerchi di aumentare la massa muscolare, e anche le persone che si stanno riprendendo da un infortunio.

7. Includi l'olio MCT nella tua dieta

L'assunzione di olio MCT, che sta per trigliceridi a catena media, può aumentare la produzione di chetoni.

Un articolo su Frontiers in Nutrition ha osservato che gli MCT forniscono una scorciatoia alla chetosi. Inoltre, l'olio MCT C8 (o acido caprilico) ha un effetto chetogenico più elevato. Oltre a supportare la chetosi, l'olio MCT aiuta la salute dell'intestino . Se è la prima volta che prendi l'olio MCT, ti consigliamo di iniziare lentamente per ridurre la probabilità di gonfiore e fastidi. Inizia con un solo cucchiaino per alcuni giorni, fino ad arrivare ad un cucchiaio al giorno.

8. Testare e monitorare i livelli di chetoni

Il test dei chetoni, a mio avviso non necessario, è un metodo utile per sapere se hai raggiunto la chetosi o sei ancora in chetosi. Mentre prestare attenzione ai segni e ai sintomi della chetosi può darti un'idea se sei rimasto in questo stato metabolico, il test dei chetoni offre dati oggettivi e servirà solo ai più scrupolosi.

Test delle urine: misura il chetone acetoacetato, che viene escreto attraverso l'urina. In questo caso vengono utilizzate strisce di chetoni urinari. Quando vengono immersi nell'urina, cambiano colore, il che è correlato a specifici livelli di chetoni. Più scuro è il colore, più profonda è la chetosi di una persona.

Analisi del sangue: misura il chetone beta-idrossibutirrato, che è il chetone più abbondante. Si noti che l'analisi del sangue è di gran lunga il modo più accurato per verificare la chetosi. Si tratta di pungere il dito e prelevare un piccolo campione di sangue, che verrà analizzato da un piccolo misuratore di chetoni. L'intervallo ottimale per la chetosi nutrizionale è 0,5–3,0 mmol/L .

Test del respiro: misura il chetone acetone, che viene espirato attraverso i polmoni. Utilizza un misuratore di acetone portatile. La chetosi può produrre concentrazioni di acetone nel respiro di 2–40 ppm .

Solitamente si si arriva in chetosi in 3-4 giorni. Naturalmente fattori come il livello di attività, il sonno e lo stress di una persona possono influenzare questo processo.

Saprai di essere entrato in chetosi a causa dei sintomi, ti ricordo solo iniziali e non avvertiti da tutti dell'influenza cheto, come nausea, affaticamento e mal di testa.

Quanto tempo posso rimanere in chetosi?

Puoi rimanere in chetosi fino a 6-12 mesi.

Tuttavia, è anche importante notare che molte persone che seguono la dieta chetogenica entrano ed escono intenzionalmente dalla chetosi ogni settimana, un approccio chiamato dieta cheto ciclica. I motivi per seguirla includono l'aumento delle prestazioni atletiche e il ripristino dei livelli di leptina (che alla fine riducono l'assunzione di cibo).

È possibile entrare in chetosi entro 24 ore?

Anche se di solito ci vogliono giorni prima che qualcuno raggiunga la chetosi, è talvolta possibile ottenerla in 24 ore. Dovrai fare molti esercizi a digiuno, ad alta intensità e ridurre i carboidrati a meno di 50 grammi per raggiungere prima questo stato.

I benefici della dieta chetogenica. Cosa dicono gli studi scientifici?

La dieta chetogenica come abbiamo visto ha guadagnato sempre più popolarità negli ultimi anni, tanto da essere seguita da numerosi vip e da molti sportivi, questo non solo per la perdita di peso, ma anche per i suoi presunti benefici sulla salute e il benessere generale. In questa sezione, esploreremo alcuni dei principali benefici della dieta chetogenica supportati da studi scientifici.

1. Perdita di peso e gestione dell'appetito

Uno dei principali motivi per cui molte persone adottano la dieta chetogenica è la perdita di peso. La restrizione dei carboidrati induce lo stato di chetosi, in cui il corpo utilizza i grassi immagazzinati come fonte primaria di energia. Ciò può portare a una significativa riduzione dell'appetito, aiutando le persone a consumare meno calorie e a perdere peso in modo più efficace e senza fame. Un meta-analisi pubblicato nel 2013, che ha esaminato 13 studi clinici controllati randomizzati, ha trovato che la dieta chetogenica è più efficace di altre diete nel promuovere la perdita di peso a breve termine.

2. Miglioramento dei livelli di zucchero nel sangue e della sensibilità all'insulina

La dieta chetogenica può essere particolarmente benefica per le persone con diabete di tipo 2 o resistenza all'insulina. La drastica riduzione dell'apporto di carboidrati può aiutare a stabilizzare i livelli di zucchero nel sangue e migliorare la sensibilità all'insulina. Uno studio pubblicato nel 2005 ha dimostrato che la dieta chetogenica ha portato a una significativa riduzione del glucosio nel sangue e degli indicatori di resistenza all'insulina nei partecipanti.

3. Benefici neurologici

La dieta chetogenica è stata inizialmente sviluppata per il trattamento dell'epilessia refrattaria nei bambini. Gli studi hanno dimostrato che la dieta chetogenica può ridurre la frequenza e l'intensità delle crisi epilettiche, specialmente nelle forme di epilessia più difficili da trattare. Oltre all'epilessia, ci sono crescenti evidenze che suggeriscono che la dieta chetogenica possa avere un potenziale benefico per altre condizioni neurologiche, come il morbo di Alzheimer e il morbo di Parkinson.

4. Benefici per la salute cardiaca

Nonostante la dieta chetogenica sia spesso associata a un alto contenuto di grassi, alcuni studi hanno suggerito che può avere effetti positivi sulla salute cardiovascolare. Una revisione sistematica del 2020 ha evidenziato che la dieta chetogenica se seguita correttamente, può portare a una significativa riduzione dei livelli di trigliceridi e un aumento del colesterolo HDL ("colesterolo buono"), indicando un potenziale miglioramento della salute cardiaca.

5. Miglioramento della salute mentale e della funzione cerebrale

Alcune ricerche preliminari suggeriscono che la dieta chetogenica potrebbe avere effetti positivi sulla salute mentale e sulla funzione cerebrale. Uno studio pubblicato nel 2021 ha mostrato che la dieta chetogenica può migliorare la memoria e l'attenzione nei giovani adulti sani. Altri studi hanno anche suggerito un potenziale beneficio della dieta chetogenica nel trattamento di alcune condizioni psichiatriche, come la depressione e l'ansia.

CAPITOLO 4
LISTA DELLA SPESA

e ti stai approcciando da poco ad una dieta chetogenica, scoprirai presto che ci sono molte informazioni da imparare ma è tutto in realtà molto facile! Alcune delle domande più popolari che sorgono sono: "Cosa dovrei inserire nella mia lista della spesa cheto?" e dove posso trovare una lista di alimenti cheto per principianti?"

Mettere insieme una lista di alimenti cheto per principianti è simile a creare qualsiasi altra lista della spesa: la differenza principale sono gli alimenti che aggiungerai.

Fai il punto delle cose che hai in dispensa nella tua cucina. Sicuramente vedrai che hai già diversi alimenti cheto a portata di mano. Guarda cosa hai conservato nel tuo frigorifero e negli armadi prima di andare al negozio.

Prendi ispirazione dalle ricette cheto che ho inserito nel libro per utilizzare gli ingredienti che hai già. Oppure, usa il piano alimentare cheto personalizzabile, per pianificare idee per l'intera settimana in pochissimi minuti.

Costruisci i pasti attorno a ciò che hai a casa. Se hai proteine, verdure e grassi cheto, hai già i componenti di base di un pasto cheto!

Aggiungi tutto ciò che serve alla tua lista della spesa e annota cosa manca dalle ricette che vuoi preparare questa settimana, ed è fatta!

La cosa principale su cui concentrarsi sono i carboidrati netti bassi, ma anche l'assunzione sana di calorie e altri macro-nutrienti (carboidrati, proteine e grassi) giocherà un ruolo importante.

CARNE, POLLAME E FRUTTI DI MARE

La carne è un alimento base in una lista della spesa cheto: contiene naturalmente zero carboidrati e aiuta a soddisfare il fabbisogno proteico giornaliero in modo delizioso.

Pollo - Il petto di pollo è la carne di pollo più versatile, ma le cosce di pollo o le bacchette, ha un contenuto di grassi più elevato per il cheto.

Manzo – Qualsiasi taglio di manzo può essere keto-friendly cioè amico della cheto.

Tuttavia, i tagli più grassi (o la carne macinata con un rapporto di grassi più elevato) ti manterranno sazio più a lungo. Scegli manzo nutrito con erba per una maggiore nutrizione, se possibile.

Maiale - Pancetta, braciole di maiale, arrosti, filetto di maiale e altro ancora. Il maiale è un'ottima scelta di carne.

Pesce - Proprio come il manzo e il pollo, il pesce più keto-friendly ha più grasso. I pesci grassi come il salmone (le sardine, il tonno e il merluzzo) sono ottime scelte ricche di acidi grassi omega-3, ma puoi inserire qualsiasi pesce in una dieta cheto.

Frutti di mare - Oltre al pesce, anche altri frutti di mare sono keto, tra cui capesante, aragoste, granchi, gamberi, ecc.

Da accompagnare con lattuga, pomodori, mirtilli e cavoletti di Bruxelles.

PRODOTTI FRESCHI

VERDURE A FOGLIA

- Lattuga

- cavolo

- Spinaci

- Cavolo cinese

- Cavolo

Una buona regola empirica è che la maggior parte delle verdure che crescono fuori terra vanno bene per una dieta chetogenica, ma ci sono alcune eccezioni. Ecco le opzioni più utilizzate:

- Asparago

- Peperoni

- Broccoli

- Cavoletti di Bruxelles

- Cavolfiore

- Cetrioli

- Melanzana

- Aglio

- Fagioli verdi

- Funghi

- Cipolle

- Ravanelli

- Zucchine

FRUTTA A POCO CONTENUTO DI ZUCCHERI

- Avocado

- More

- Mirtilli

- Limoni

- Limes

- Olive

- Lamponi

- Fragole

- Pomodori

ERBE FRESCHE

Tutte le erbe fresche sono in gioco e rendono il tuo cibo così saporito! Eccone alcune da tenere in dispensa:

- Basilico

- Erba cipollina

- Aneto

- menta

- Origano

- Prezzemolo

- Rosmarino

- Saggio

- Timo

UOVA E LATTICINI

Le uova sono il modo perfetto per integrare l'assunzione di carne. Il giusto tipo di latticini, inclusi latte e formaggio cheto, aggiungerà anche deliziosi grassi, proteine e sapore ai pasti.

Quelle da gallina allevate a terra sono le migliori, ma qualsiasi tipo andrà bene.

Formaggio - La maggior parte dei formaggi è cheto, ma andrebbe data la priorità ai formaggi a pasta dura e intera perché contengono meno carboidrati. (Anche il formaggio cremoso è a basso contenuto di carboidrati.)

Latte di mandorla – Un latte dal sapore neutro che funziona perfettamente nelle ricette keto. Puoi ottenere una varietà non zuccherata e preparare il tuo latte di mandorle fatto in casa con mandorle e acqua.

Latte di cocco – Un'altra ottima alternativa al latte cheto. Prendilo in scatola o in un cartone, non zuccherato.

Panna acida – La panna acida è ottima per guarnire da sola o in ricette dolci o salate.

Yogurt intero – Lo yogurt ha alcuni carboidrati dal lattosio, ma può essere gustato con moderazione se si sceglie una varietà ricca di grassi e non zuccherata (o semplice yogurt greco). Puoi anche preparare il tuo keto yogurt in casa.

GRASSI E OLI

Come abbiamo visto la dieta chetogenica richiede più assunzione di grassi rispetto a molte diete, infatti il grasso ti può aiutare a sentirti pieno e rende delizioso ogni piatto. Per questo è un componente essenziale di qualsiasi elenco di alimenti cheto per principianti (e anche esperti)!

Burro o burro chiarificato - Idealmente da mucche nutrite con erba.

Olio di cocco

Olio di avocado - Ha un sapore neutro e un alto punto di fumo, che lo rende ideale per friggere.

Olio d'oliva - Delizioso da solo, per soffriggere o trasformato in condimento.

Olio MCT – Ottimo da aggiungere a caffè e frullati.

INGREDIENTI DELLA DISPENSA

La dieta chetogenica non si concentra solo sui cibi freschi... molti ingredienti che trovi negli scaffali del supermercato possono infatti rientrare in una lista della spesa per una dieta cheto.

Farine Keto – La farina di mandorle e la farina di cocco sono alcune delle migliori opzioni.

Dolcificanti Keto – Stevia Xilitolo o eritritolo.

Il miele tradizionale e lo sciroppo d'acero non sono keto-friendly, ma puoi usare lo sciroppo d'acero cheto e il miele cheto per ricette e condimenti, nello stesso modo in cui useresti le versioni normali.

Erbe e spezie essiccate – La maggior parte dei condimenti sono cheto, puoi condire con sale (preferibilmente il sale rosa dell'Hymalaia) il pepe, la cannella, lo zenzero macinato, l'aglio in polvere, e ancora cipolla in polvere e paprika sono tutte scelte deliziose. Evita qualsiasi cosa con zucchero o amido nell'elenco degli ingredienti.

Condimenti: usa quelli che sono naturalmente a basso contenuto di carboidrati, come aceto, maionese, senape.

Caffè e thè – Da prendere rigorosamente senza zucchero Puoi persino ordinare cheto da Starbucks quando sei in giro. Se ti piacciono le bevande al caffè cheto dolci, puoi aggiungere lo sciroppo di caffè cheto o il miele cheto.

Polveri proteiche: usa il collagene per frullati che farà bene alla tua pelle, o integra il collagene con integratori scegliendo preferibilmente il *collagene MARINO*, utilizza inoltre le polveri proteiche per sostituire qualche pasto, ma fallo solo raramente, quando non puoi proprio farne a meno, e in cucina usa la gelatina per addensare o fare dolci cheto speciali.

Brodo, brodo di ossa e zuppa - Qualsiasi tipo di brodo è naturalmente a basso contenuto di carboidrati, ma il brodo vegetale avrà più carboidrati rispetto al pollo o al manzo.

Cacao in polvere e scaglie di cioccolato senza zucchero - Usa cacao in polvere non zuccherato e latte senza zucchero, scaglie bianche o scure per tutti i tuoi dolci cheto.

Estratti - Tutti sono naturalmente cheto (vaniglia, frutta, menta, ecc.) Io ad esempio li uso spesso per conferire un sapore di frutta ai dessert, come la torta di mele cheto.

SPUNTINI

Scegli altre opzioni naturali senza farina bianca o zucchero quando possibile. Alcune di queste sono disponibili presso il negozio di alimentari, mentre altre potrebbero essere ordinabili online.

Ora puoi trovare molte opzioni di snack cheto tra cui:

Puoi scegliere barrette a basso contenuto di carboidrati con ingredienti puliti.

Snack di carne - Bastoncini di carne o bastoncini di maiale che catturano tutti il sapore carnoso con carboidrati minimi.

Frutta a guscio e semi - Compresi mandorle, noci pecan, noci,

noci brasiliane, altre noci cheto, semi di girasole, semi di zucca, semi di sesamo, semi di canapa, semi di lino e semi di chia.

Burri di noci: se lo acquisti al negozio, fai attenzione allo zucchero negli ingredienti e gustalo sul pane cheto.

Cereali – I cereali sono raramente cheto, ma alcuni marchi lo sono puoi divertirti a trovarli online o nei negozi specializzati!

Cioccolato: scegli sempre varietà senza zucchero oppure che utilizzi dolcificanti cheto per i diabetici.

Puoi anche preparare molte ricette di snack cheto fatti in casa, come cracker cheto, uova sode facili da sbucciare, patatine al formaggio cotte al forno, chips di cavolo e barrette di muesli cheto.

Controlla le etichette e evita questi prodotti:

Cereali – Compresi qualsiasi alimento con grano (e farina bianca!), riso, avena e tutti gli altri cereali. Fai attenzione alla farina e ad altri amidi aggiunti a molti alimenti secchi della dispensa e persino ai prodotti in scatola, come le zuppe.

Verdure amidacee - Questo include mais, patate, la maggior parte degli ortaggi a radice e legumi (la maggior parte dei fagioli, tranne i fagiolini, vanno bene).

Latte - A causa del lattosio (una forma di zucchero) in esso contenuto, il latte non è cheto. Ma puoi ancora goderti la panna, il latte di mandorla e il latte di cocco.

Pane e prodotti da forno: da evitare in quanto conterranno grano o zucchero o entrambi.

Caramelle e dolciumi – Ancora una volta, questi contengono zucchero che devi evitare. Puoi crearne di tuoi usando dei sostituti dello zucchero.

Ingredienti trasformati – La dieta chetogenica non riguarda solo i macro nutrienti, ma detta anche delle regole generali di una buona alimentazione. Cerca di mangiare alimenti naturali. Fai attenzione ai conservanti artificiali o, come regola generale, evita la maggior parte degli ingredienti troppo elaborati.

Cerca di evitare alimenti con zucchero aggiunto: leggi sempre le etichette e ricorda che i cibi in scatola sono noti quasi sempre per avere lo zucchero aggiunto, quindi fai attenzione.

I frutti di mare e il pesce

Sebbene all'inizio possa essere difficile adattarsi alla dieta chetogenica e ai suoi limiti, puoi comunque goderti una varietà di pasti con verdure e proteine, come i frutti di mare, che risultano essere un'ottima opzione in quanto ricchi di omega 3 e ricchi di proteine e pochissimi carboidrati, pesce e frutti di mare sono perfetti per chi segue la dieta cheto!

Sebbene quasi tutti i pesci contengano una certa quantità di composti tossici dall'inquinamento, vediamone alcuni con livello di tossicità più basso.

Esploriamo alcuni dei migliori pesci per il cheto.

Quando si tratta di keto fish, i carboidrati non sono un problema, infatti la maggior parte dei pesci è magro e ricca di proteine. Quindi trovare il pesce più grasso è la chiave.

E' necessario individuare i pesci cheto che si avvicinano di più a queste gamme di macronutrienti cheto di base:

70-80% delle calorie dai grassi

25-30% di calorie dalle proteine

0-10% di calorie dai carboidrati

Ed eccone alcuni, inoltre 5 delle prime sei opzioni possono essere trovate in scatola.

Sgombro atlantico

E' uno dei pesci più grassi del mondo lo sgombro e una porzione di media offre ben 2990 mg di omega-3.

Un altro vantaggio dello sgombro è che è uno dei pesci cheto più convenienti.

Salmerino alpino d'allevamento

In quanto pesce grasso cheto friendly, il salmerino alpino è spesso visto come un'alternativa meno costosa al salmone e una scelta più sostenibile rispetto alle varietà allevate in fattoria.

Acciughe

Salati, oleosi e deliziosi, questi pesciolini possono aggiungere un gustoso dinamismo a molti pasti. Sono anche ricchi in B3 e selenio fornendo quantità significative di ferro e rame difficili da ottenere.

Come altri pesci grassi, le acciughe sono ottime fonti di omega-3. In effetti, hanno più acido eicosapentaenoico omega-3 (EPA) rispetto a una quantità equivalente di salmone.

Sardine

Tendono anche ad essere ricchi di acidi grassi omega-3 benefici, importanti complessi vitaminici del gruppo B e selenio.

Lo sgombro, le sardine e le acciughe forniscono anche quantità impressionanti di vitamina D nella dieta.

Salmone

Una porzione da 3,5 once (100 g) di salmone atlantico contiene 21 grammi di proteine, 4,4 grammi di grassi, compresi i sani Omega-3, e assolutamente nessun carboidrato. Il profilo degli acidi grassi del salmone varia a seconda che sia pescato in natura o allevato (infatti quest'ultimo è molto più grasso). Questo pesce è estremamente versatile e può essere grigliato, o cotto al forno. Il salmone può essere stravagante o semplice come preferisci. Un'opzione facile è semplicemente spennellare il filetto con olio d'oliva e aggiungere una spolverata di sale e pepe.

Platessa

Un'altra opzione è la platessa che è un pesce più magro, soprattutto rispetto al salmone, con 12 grammi di proteine e 2 grammi di grassi per porzione da 100 grammi. La platessa è un pesce leggero e friabile dal sapore delicato, quasi dolce. Questa è un'ottima opzione per le persone che non amano il gusto di pesce forte, ma cercano comunque i benefici per la salute che derivano dall'incorporare i frutti di mare nella loro dieta.

Capesante e gamberetti

Un'altra opzione leggera per il pranzo o la cena sono le capesante. Sebbene non siano grassi come altri frutti di mare, contengono 19 grammi di proteine in una porzione da 100 grammi. Questo li rende un ottimo contendente per una dieta cheto. Simile alle capesante, i gamberetti forniscono 13 grammi di proteine, ma anche pochi dei grassi sani che puoi trovare in altre opzioni.

Le verdure con pochi carboidrati

Le verdure sono una parte essenziale di una sana dieta a basso contenuto di carboidrati, ma è importante fere attenzione che alcune verdure sono ricche di zucchero quindi dobbiamo eliminarle se seguiamo una alimentazione chetogenica. Assicurati inoltre di fare attenzione quando mangi le verdure, poiché i loro conteggi di carboidrati si sommano rapidamente.

N.B.: ricorda sempre che nella dieta chetogenica dovresti mirare a limitare i carboidrati a meno di 40/50 g al giorno.

Il miglior tipo di verdura è sia ricca di nutrienti che povera di carboidrati. Come molti di voi possono immaginare, questi aspetti possiamo trovarli nelle verdure colorate di verde scuro. Tutto ciò che assomigli a spinaci o cavoli rientrerà in questa categoria e sarà il miglior ortaggio da includere nei piatti/pasti. principalmente dalla famiglia delle crocifere. Questi includono broccoli, cavolfiori, zucchine, lattuga, cetrioli asparagi e altro ancora.

Molte persone scelgono spesso di mangiare insalate per introdurre i loro nutrienti verdi durante la giornata, in effetti insalate sono super veloci da preparare e puoi metterci dentro quasi tutto, arricchendole di alimenti cheto come ad esempio uova sode, tonno salmone semi oleosi ecc.

Oppure puoi semplicemente arrostire/saltare alcune verdure in olio di cocco e spezie prima di servirle.

In generale, più luminosa e colorata è la verdura, meno povera di carboidrati è. Ci sono alcune eccezioni come peperoni e jalapenos, che possono essere usati per aggiungere consistenza e sapore ai pasti.

Fai sempre del tuo meglio per evitare le verdure dolci o ricche di amido poiché sono ricche di carboidrati. Tra le quali troviamo: piselli, mais, patate, patate dolci, yucca, pastinaca, fagioli, quinoa, legumi e altre verdure ad alto contenuto di amido.

Come regola generale, più dolce è la verdura, più zucchero contiene. Devi stare molto attento alla quantità che consumi da alimenti come carote, cipolle e zucca. Certo, puoi mangiarli con moderazione, ma devi controllarne l'assunzione.

Conosco la diffusa mania di utilizzare solo alimenti biologici. Sebbene abbiano dimostrato di essere più salutari per il corpo (meno residui di pesticidi e tossine), contengono all'incirca gli stessi nutrienti della loro controparte non biologica, quindi quando non trovi verdura bio o se costa troppo, non aver paura di fare scorta di verdure non bio : sia congelate che fresche sono ottime da mangiare!

Come saprai le verdure surgelate sono generalmente più economiche delle verdure fresche. Se acquisti verdure sfuse ma le butti via spesso come capita a volte anche a me, perché non ho tempo di cucinarle, considera anche l'acquisto di prodotti congelati. A volte le verdure congelate sono più nutrienti della loro controparte fresca: le fattorie in genere congelano le verdure al massimo della maturazione, garantendo la densità dei nutrienti. Potrebbe essere necessario eliminare l'acqua in eccesso, ma fatto questo poi sono buone nel piatto finale.

Broccoli

Un ortaggio molto comune da vedere in una cucina cheto, e per un'ottima ragione. Sono ricchi di vitamine C e K e contengono solo 4 g di carboidrati netti per tazza.

Funghi

I funghi sono un ottimo modo per aggiungere un po' di sapore a piatti altrimenti noiosi. Solo 1 g di carboidrati netti (funghi bianchi) per tazza.

I funghi hanno mostrato incredibili proprietà antinfiammatorie e per un periodo di 16 settimane hanno dimostrato di migliorare l'infiammazione in coloro che hanno la sindrome metabolica.

Zucchine

La zucchina estiva più comunemente usata su cheto, la vediamo spesso in piatti come sostituto della pasta. Fai attenzione ai tipi di zucca che consumi poiché la maggior parte ha un numero di carboidrati molto più elevato.

Le zucchine contengono 3,11 g di carboidrati per 100 g.

Spinaci

Non sorprende che gli spinaci siano una delle verdure a foglia verde più consumate con una dieta chetogenica. Il contenuto di carboidrati degli spinaci è di 3,63 g per 100 g.

Puoi anche preparare contorni ricchi di grassi come la crema di spinaci per accompagnare qualsiasi pasto!

Forniscono anche tonnellate di vitamine e minerali, in particolare circa dieci volte la quantità raccomandata di vitamina K.

Le verdure fermentate, come i crauti crudi e il kimchi, sono fantastiche per migliorare la salute dell'intestino poiché sono ricche di batteri benefici.

L'aggiunta di erbe fresche come il rosmarino e il timo ai tuoi piatti aggiunge molto sapore e sono pieni di sani antiossidanti antinfiammatori.

I nostri corpi hanno bisogno di alcuni carboidrati, quindi va bene entrare e uscire dalla chetosi solo nel caso di aggiungere come sgarro alcune verdure sane ad alto contenuto di carboidrati, come carote e patate dolci.

Ci sono tanti modi diversi per aggiungere verdure alla tua

assunzione giornaliera di cibo che sono gustose e nutrienti.

Le opzioni salutari includono sedano, pomodori, spinaci e funghi.

Asparagi

Ci sono 3,88 g di carboidrati in 100 g di asparagi. Una persona può mangiare gli asparagi anche per il suo alto contenuto di ferro, potassio e vitamina C.

Si possono mangiare gli asparagi crudi o si può anche cuocerli a vapore o saltarli in padella per includerli in un'ampia gamma di piatti.

Sedano

Il sedano contiene 2,97 g di carboidrati per 100 g. È molto povero di calorie e contiene molti nutrienti essenziali, come calcio e potassio.

Il sedano può anche aiutare a proteggere dal cancro. Uno studio afferma che il contenuto di apigenina nel sedano può contribuire a un processo chiamato apoptosi. Nella prevenzione del cancro, l'apoptosi è la morte di cellule danneggiate o potenzialmente pericolose.

Pomodori

Diversi tipi di pomodoro contengono diverse quantità di carboidrati.

Un pomodoro italiano da 60 g contiene 2,33 g di carboidrati, ma in generale 100 g di pomodori contengono solo 3,89 g di carboidrati.

Cetriolo

I cetrioli sono una fonte eccellente di idratazione poiché sono costituiti per lo più dall'acqua. Contengono anche alcuni nutrienti importanti. Sono a basso contenuto di carboidrati, fornendo solo circa 3,63 grammi di carboidrati per 100 grammi di cetrioli, ma molto ricchi di fibre e contengono vitamine come la vitamina K, la vitamina C e alcune del gruppo B, che sono importanti per la salute delle ossa, per il sistema immunitario e per il metabolismo.

Lattuga

La lattuga è una verdura a basso contenuto calorico, ma ricca di acqua e nutrienti essenziali. I valori nutrizionali possono variare leggermente a seconda della tipologia. La lattuga è relativamente povera di carboidrati, fornendo circa 2-2,2 grammi per 100 grammi di lattuga. E' ricca di vitamine come la vitamina A (sotto forma di beta-carotene), vitamina K e vitamina C. La vitamina A è essenziale per la vista e la salute della pelle, mentre la vitamina K è importante per la coagulazione del sangue e la salute delle ossa

VERDURE DA EVITARE IN UNA DIETA CHETO

Come già accennato, le verdure da evitare sono:

(espresse qui in carboidrati vegetali per 100 g)

- mais dolce 5,31 g

- patate 20,45 g

- patate dolci 16,82 g

- barbabietole 9,56 g

- pastinaca 16,47 g

- piselli 14,45 g

La frutta

I seguenti frutti sono generalmente considerati keto-friendly.

Limoni

I limoni aggiungono il sapore di agrumi a carne, pollame, pesce e bevande. Sono anche accettabili nella dieta cheto, con un limone di dimensioni medie contenente circa 6 g di carboidrati e 1,8 g di fibre, che rappresentano circa 4,2 g di carboidrati netti.

I limoni sono anche ricchi di vitamina C.

Prugna

Una prugna intera di 75 g contiene 8,5 g di carboidrati e circa 1 g di fibre, fornendo carboidrati netti di 7,5 g.

Contengono anche diversi nutrienti chiave, tra cui fosforo e potassio.

Kiwi

Una persona che segue una dieta cheto può mangiare kiwi solo in rare occasioni. Un kiwi di 75 g infatti contiene circa 10,5 g di carboidrati e 2,25 g di fibre, portando i suoi carboidrati netti a circa 8,25 g.

Poiché il kiwi è più ricco di carboidrati netti rispetto ad altri frutti in questo elenco, una persona che lo mangia dovrebbe monitorare l'assunzione di carboidrati durante il giorno quando per mantenere la chetosi.

Mirtilli

Come i kiwi, i mirtilli sono più alti di molte opzioni in questo elenco quando si tratta di conteggio totale dei carboidrati. In una porzione da 1/2 tazza, una persona consumerà circa 10,9 g di carboidrati e 1,8 g di fibre, assumendo 9,1 g di carboidrati netti.

Altri alimenti non sono keto-friendly, anche se salutari e nutrienti, per cui è necessario escluderli dalla dieta o limitarne l'assunzione:

- Ciliegie 1/2 tazza 10,4 g

- Pesche 1 frutto 13 g

- Mele 1 mela media circa 23 g

- Arance 1 arancia media circa 14 g

- Banana 1 banana circa 25,5 g

L'Avocado

Studi di ricerca moderni hanno dimostrato che l'avocado non è solo un alimento keto-friendly, ma ha anche una vasta gamma di benefici per la salute. Il profilo nutrizionale dell'avocado è la prova più significativa della sua cheto-compatibilità. Una porzione da 3,5 once (100 grammi) di avocado contiene:

9 grammi di proteine

5 grammi di carboidrati

7 grammi di grasso

Il profilo nutrizionale dell'avocado mostra che oltre il 77% delle sue calorie totali proviene dai grassi, il che lo rende un alimento ricco di grassi perfetto da mangiare con la dieta cheto. Inoltre, gli avocado forniscono una serie di altri nutrienti importanti ed essenziali, tra cui:

- Vitamina K

- Folato

- Vitamina C

- Potassio

- Calcio

- Magnesio

- Vitamine del gruppo B

Secondo gli studi di ricerca, gli avocado sono ricchi di 20 vitamine circa, minerali essenziali e una vasta gamma di composti vegetali altamente nutrienti.

Quando imparerai a conoscere i vari benefici per la salute del consumo di avocado con la dieta cheto, probabilmente sarai ossessionato da questo cibo delizioso.

Migliora la salute del cuore

Le ricerche hanno dimostrato che gli avocado sono ricchi di

grassi monoinsaturi che prevengono l'aterosclerosi, una condizione cardiovascolare descritta dal blocco del flusso sanguigno nelle arterie cardiache. Gli avocado sono anche ricchi di acidi grassi monoinsaturi, acido oleico e composti vegetali che sono coinvolti nella riduzione della pressione sanguigna e del colesterolo per prevenire qualsiasi condizione medica correlata al cuore.

Riduce il rischio di sindrome metabolica

La sindrome metabolica si riferisce a un gruppo di malattie tra cui diabete, obesità e malattie cardiache (come l'ictus). Secondo uno studio di ricerca condotto nel 2013, gli avocado svolgono un ruolo attivo nella regolazione degli ormoni responsabili della mediazione della sindrome metabolica. Lo studio ha riportato che le persone che consumano regolarmente avocado tendono ad essere più sane.

Aiuta nel trattamento del cancro

Il cancro è una condizione pericolosa per la vita che ha molte forme aggressive. Diversi studi hanno riportato che gli avocado contengono sostanze chimiche vegetali molto potenti che non solo aiutano nel trattamento del cancro, ma sono anche coinvolte nella sua prevenzione. Questo accade perché gli avocado hanno forti proprietà antinfiammatorie grazie a una ricca concentrazione di grassi monoinsaturi in essi contenuti.

Serve a perdere peso

Gli avocado sono un alimento che favorisce la perdita di peso a causa della sua natura ricca di grassi. Quando mangi avocado in quantità ottimali, ti manterranno sazio per periodi di tempo più lunghi producendo la sensazione di sazietà, grazie alla quale non sentirai la fame e mangerai di meno. Il tuo corpo avrà tempo sufficiente per bruciare il grasso già depositato e per produrre energia che alla fine si tradurrà in perdita di peso.

La Carne

Diamo un'occhiata più da vicino a quali carni keto friendly sono sicure da gustare in abbondanza, quali invece contengono carboidrati nascosti .

Puoi mangiare qualsiasi tipo di carne semplici e non trasformate: le più popolari sono pollo, manzo, maiale. Gli animali allevati al pascolo sono i migliori da gustare, perché contengono grassi di qualità superiore rispetto alle carni convenzionali e i tagli di carne grassi ti manterranno più sazio. Qualsiasi carne andrà bene se non contiene nulla di aggiunto. La carne è ricca di proteine e contiene naturalmente 0 grammi di carboidrati.

CARNE ROSSA

Tutti i tagli di bistecca (sia ad alto contenuto di grassi che magri) fanno parte di questa categoria - compresa la lombata, la bistecca di fianco, il filet mignon, la New York Strip, ecc.

- Manzo - compreso petto, mandrino, bistecca di fianco, carne macinata, costolette, tondo, stinco)

- Brodo di manzo (compreso il brodo di ossa)

- Montone

- Vitello

POLLAME E CARNI BIANCHE

- Pollo - comprese parti come ali di pollo, cosce, cosce e petti di pollo

- Brodo di pollo (compreso il brodo di ossa)

- Anatra

- Gallina

- Oca

- Tacchino

MAIALE

- Costole posteriori

- Pancetta (senza zucchero)

- Prosciutto (semplice senza aggiunta di zucchero o glassa)

- Hot dog (senza zucchero)

- Pancetta di maiale

- Zampe di maiale

- Cotiche di maiale

- Salsicce (senza zucchero)

- Spalla di maiale

- Filetto di maiale

SELVAGGINA E CARNI SPECIALI

- Bisonte

- Fagiano

- Cinghiale

- Anatra selvatica

- Tacchino selvatico

SALUMI

Molti salumi contengono zucchero aggiunto, quindi leggi attentamente le etichette. Sono considerati keto friendly i salumi delle seguenti tipologie di carne.

- Pollo

- Carne in scatola

- Prosciutto

- Mortadella

- Prosciutto Cotto

- Arrosto di manzo

- Salame

- Tacchino

SNACK DI CARNE

- Carni in scatola (senza aggiunta di zucchero o riempitivi)

- Bastoncini di carne (senza aggiunta di zucchero o riempitivi)

- Carne secca senza zucchero

CARNI DA EVITARE IN UNA DIETA CHETOGENICA

Evita qualsiasi tipo che contenga zuccheri aggiunti, amido o riempitivi che possono aumentare il conteggio dei carboidrati e leggi le etichette.

CARNI DA ACQUISTARE

Può essere difficile trovare tagli di carne nutriti con erba e più grassi al supermercato all'angolo, ma puoi trovarle facilmente in negozi bio e online.

Ecco le risposte alle domande più comuni sulla migliore scelta a basso contenuto di carboidrati.

-Puoi mangiare carne lavorata?

Alcune persone mangiano carne lavorata, mentre altre no - dipende dal fatto che tu segua una dieta chetogenica pulita o sporca. Sebbene gli ingredienti nelle carni lavorate possano essere sospetti, possono comunque contenere macro nutrienti a basso contenuto di carboidrati.

-Quanta carne puoi mangiare?

Non esiste una risposta univoca a quanta carne si dovrebbe mangiare ma sicuramente non si deve eccedere nel consumo di questa, le proteine sono da integrare in forme diverse e non provenienti solo dalla carne.

-Puoi seguire una dieta chetogenica senza carne?

SÌ! Sebbene la carne sia una facile fonte di proteine e grassi, puoi far funzionare il cheto con verdure, uova latticini e grassi vegetali o animali come strutto, olio di cocco, olio d'oliva e burro chiarificato.

-C'è un limite all'introduzione di carne nella dieta chetogenica?

Assolutamente sì. Le macro cheto standard limitano le proteine, perché il consumo eccessivo può portare alla gluconeogenesi, quindi un consumo eccessivo sarebbe da evitare.

I FORMAGGI

Le parole "salute" e "formaggio" posso coesistere nella stessa nella stessa frase? So che sei incline a pensare di no, sarebbe troppo bello per essere vero! Bene, in questo caso sono felice di dirtelo: il formaggio ha molti benefici per la salute e fornisce i nutrienti necessari al nostro corpo.

Il primo aspetto positivo è che contribuisce a costruire i muscoli. Il formaggio contiene molte proteine, che sono responsabile di molte funzioni nel corpo. Le proteine non solo ci consentono di costruire muscoli, ma sono necessarie per la produzione di enzimi, per fornire struttura alle nostre cellule e molto altro ancora.

Il contenuto di lattosio varia molto nelle diverse varietà di formaggio. Cheddar, parmigiano e svizzero sono tutti più poveri di lattosio. Anche la ricotta e la feta sono povere di lattosio! Quindi, se sei intollerante al lattosio, non preoccuparti, puoi goderti una quantità soddisfacente di questi tipi di formaggio senza rovinare la tua dieta o la tua digestione.

Formaggio di capra

0,4 g di carboidrati netti per porzione da 100 g

29,8 g di grassi per porzione da 100 g

Il formaggio di capra, o chevre, è prodotto con latte di capra ed è cremoso, con un sapore aspro che viene spesso descritto come terroso.

Essendo una delle opzioni più keto-friendly ed essendo inoltre anche a basso contenuto di lattosio, questo formaggio è un'aggiunta adatta alle diete di molte persone. Puoi goderti il formaggio di capra in antipasti, sformati, frittate e insalate!

Mozzarella

2,4 g di carboidrati netti per porzione da 100 g

22,1 g di grassi per porzione da 100 g

Questo tipo di formaggio è molto usato e anche io lo adoro, e forse anche tu sarai felice di sapere che va bene per le diete cheto. È infatti povero di carboidrati e ricco di grassi. È minimamente elaborato e privo di ingredienti non keto-friendly, inclusi dolcificanti, oli raffinati e additivi.

Cospargine un po' sulla tua pizza keto per dimenticare che sei a dieta!

Gorgonzola e altri erborinati

2,3 g di carboidrati netti per porzione da 100 g

28,7 g di grassi per porzione da 100 g

Il formaggio blu è davvero unico, in quanto è prodotto utilizzando colture di un particolare tipo di muffa per creare sapori profondi e ricchi e una consistenza cremosa e succulenta.

Privo di ingredienti non cheto e povero di carboidrati netti, il formaggio blu è ottimo per chi segue una dieta cheto. Aggiungi questo formaggio alle insalate, frullalo in salse o trasformalo in una salsa da abbinare a keto noodles o bistecche.

Formaggio cheddar

2,1 g di carboidrati netti per porzione da 100 g

33,8 g di grassi per porzione da 100 g

Il cheddar è molto popolare e giustamente! Puoi provare di tutto, dal cheddar dolce a quello maturo senza pensarci due volte se hai superato il limite di carboidrati.

Usalo in un sandwich tra fette di pane keto-friendly, o addirittura metti dei cucchiai di cheddar su una teglia, mettilo in forno e concediti patatine croccanti al formaggio come spuntino senza sensi di colpa!

Crema di formaggio

Filadelfia originale:

1,79 g di carboidrati netti per porzione da 100 g

35,7 g di grassi per porzione da 100 g

La crema di formaggio è un formaggio popolare dal sapore

morbido e delicato.

Sebbene l'originale di Philadephia possa essere keto-friendly, diverse marche di crema di formaggio variano in carboidrati e grassi netti, quindi ti consiglio di attenerti a questo meglio ancora se sceglierai il tipo specifico chiamato proprio *Protein* , o controlla le informazioni nutrizionali di altre marche prima di acquistarle.

Parmigiano

3,2 g di carboidrati netti per porzione da 100 g

25 g di grassi per porzione da 100 g

Il parmigiano grattugiato è il tuo migliore amico quando si tratta di aggiungere un pizzico di note salate al tuo piatto.

A basso contenuto di carboidrati e grassi, il parmigiano si adatta alla dieta cheto. Cospargi generosamente il parmigiano sulla tua pizza keto, sulla pasta cheto a basso contenuto di carboidrati che puoi trovare facilmente online, o su altre verdure per dare sapore!

Formaggi da evitare

Sfortunatamente, non tutti i formaggi sono i benvenuti nella dieta cheto. Si tratta principalmente di formaggi che superano la nostra assunzione giornaliera di carboidrati netti o sono altamente lavorati.

-Formaggio magro

Il formaggio magro non è l'ideale! Il tuo obiettivo è utilizzare il grasso come carburante per il cheto, quindi mangiare formaggio magro vanifica questo scopo, invece è meglio optare per il formaggio intero.

-Formaggio fuso - formaggio americano e squeezable

Il formaggio in scatola, spray e il formaggio americano sono tutti vietati per le persone a dieta. In termini di macronutrienti, una fetta di formaggio americano può rappresentare il 10% del tuo obiettivo totale di carboidrati per la giornata. Non possiamo dimenticare la minore qualità di questi formaggi altamente lavorati, con un alto contenuto di calorie, contenuto di sale e le inutili aggiunte di coloranti ed emulsionanti.

Mangiare molto formaggio fuso è stato collegato a un aumento del rischio di malattie, comprese le malattie cardiovascolari.

A prescindere dalla dieta chetogenica, diciamo che il formaggio fuso è qualcosa da cui dovresti allontanarti completamente quando stai seguendo qualsiasi dieta.

-Fiocchi di latte

Questo è un formaggio fresco che viene prodotto separando due proteine \u200b\u200bdel latte: cagliata di caseina e siero di latte liquido, meglio optare sempre per i fiocchi di latte proteici oggi facilmente trovabili in commercio in qualsiasi banco frigo.

-Ricotta

7,3 g di carboidrati netti per porzione da 100 g

10,2 g di grassi per porzione da 100 g

In piccole quantità, la ricotta intera non è poi così male nella dieta cheto. Ma a causa dei suoi macronutrienti, non è corretto utilizzarne in grande quantità. Dovrai davvero fare attenzione alle tue porzioni quando opti per la ricotta, infatti questo formaggio non è del tutto nemico per i keto-lovers, ma è abbastanza vicina ad entrare in questa lista. Sebbene sia ricca di proteine è anche piuttosto ricca di carboidrati. Ciò significa che puoi utilizzarne una quantità ridotta, e non di più, per non rischiare di superare i limiti di cheto.

La ricotta a basso contenuto di grassi o senza grassi ha ancora meno grassi e molto probabilmente ha più carboidrati rispetto alla ricotta a latte intero. Questo perché molti formaggi a ridotto contenuto di grassi contengono addensanti a base di gomma e alcuni contengono anche frutta, contribuendo entrambi a un più alto contenuto di carboidrati. Quindi, è meglio stare lontano dalla ricotta a basso contenuto di grassi durante il regime cheto.

In generale possiamo chiederci: quindi esiste una dieta che approva il formaggio? Ebbene sì, e per gli amanti dei formaggi come me è uno spettacolo raro! Assicurati solo di tenere traccia dei tuoi macronutrienti, e attieniti ai formaggi sopra consigliati senza mai eccederne nell'uso, e si può stare tranquilli di essere assolutamente dentro le direttive della dieta cheto!

L'olio di oliva

Il consumo di grassi è essenziale in ogni singolo pasto quando pratichi una dieta cheto, per assicurarsi di raggiungere i rapporti desiderati. L'olio di oliva va detto che è sano per il cuore e aiuta a promuovere livelli di colesterolo migliori. Naturale e ricco di grassi monoinsaturi, è sicuro e per questo costituisce una fonte ideale di grassi sani per le diete chetogeniche. Un altro punto di forza dell'olio d'oliva è che ti consente di cucinare con esso ad alte temperature mantenendo intatte la maggior parte dei suoi nutrienti. È versatile e facile da incorporare in tutte le tue ricette keto-friendly, senza alterare il gusto o sopraffare il resto degli ingredienti. L'olio d'oliva può essere un ottimo e saporito sostituto del burro e dello strutto.

Qualunque sia il pasto cheto che desideri, puoi ricrearlo con olio d'oliva e questo include dessert a basso contenuto di carboidrati, torte cheto e pane senza farina. Puoi anche aggiungerlo ai tuoi frullati e aumentare l'assunzione di grassi senza sforzo, anche se in quest'ultimo caso è preferibile usare l'olio di cocco. Oppure prepara salse come la maionese all'olio d'oliva, tutti i tipi di pesto e deliziosi condimenti per insalata con olio extra vergine di oliva e una spruzzata di limone. I piselli dolci tostati bagnati in olio d'oliva e conditi con spezie e sale marino saranno un ottimo spuntino quando sei in viaggio e hai bisogno di uno spuntino veloce, e puoi sempre versare qualche goccia d'olio sul tuo formaggio per aumentare il sapore. Zuppe e stufati possono essere arricchiti con un po' di olio d'oliva e puoi portare le tue fritture di carne e verdure a un livello superiore in modo che non ti sembri affatto di essere a dieta! I fanatici dell'olio extra vergine di oliva adorano bere un bicchierino di olio d'oliva come prima cosa al mattino, il che ovviamente comporta l'investimento in una bottiglia di extra vergine di oliva di alta qualità con un gusto morbido, fruttato e robusto che renderà l'esperienza un vero piacere!

Se stai entrando nella fase cheto, prenditi cura della tua salute e usa l'olio d'oliva invece dei grassi saturi. Gli antiossidanti nell'olio d'oliva ti aiuteranno ad assorbire i nutrienti nella piccola quantità di verdure che puoi consumare. Come grasso liquido, l'olio d'oliva è facile da spruzzare sui pasti cheto. L'olio d'oliva può migliorare il sapore di quasi tutti i pasti e può essere consumato a cucchiai da solo tra i pasti.

L'olio di cocco

Una delle mie scoperte preferite quando sono entrato nella fase cheto è stata l'olio di cocco!

Mi sono resa conto per la prima volta dell'olio di cocco quando ho sentito parlare dei chetoni e dei loro benefici per i malati di Alzheimer. Ho una mia cara conoscente che vive con l'Alzheimer, quindi ovviamente questo aspetto mi interessava.

Da tutto quello che ho studiato, non credo che l'olio di cocco sia una cura per questa orribile malattia, ma piuttosto un modo per riuscire a conviverci meglio, in ogni caso penso che sia molto salutare, e dovremmo incorporarlo nel nostro piano alimentare cheto, io personalmente ne prendo un cucchiaio scarso tutte le mattine a digiuno, prima della colazione, e mi trovo benissimo.

BENEFICI:

- Pelle e capelli sani

- Allevia lo stress

- Aumenta il colesterolo HDL (quello buono)

- Aiuta la perdita di peso

- Rinforza il sistema immunitario

- Regola il metabolismo

Puoi anche fare come me, e prendere un cucchiaio di olio di cocco direttamente o in alternativa prepararti un bel Keto Coffee!

L'olio di cocco ha anche un punto di fumo molto alto. Ciò significa che puoi usarlo per friggere senza che i suoi principi si rompano.

Come ti dicevo pocanzi uno dei miei modi preferiti per usare l'olio di cocco nella dieta cheto, è preparare un Keto Coffee, io lo faccio quando ho un po' più di tempo per gustarlo con calma. Fondamentalmente, prendi una tazza di caffè e la metti nel frullatore con 1 cucchiaio di olio di cocco e 1 cucchiaio di panna e fallo montare nel frullatore, vedrai è squisito! Se invece hai poco tempo e non vuoi prendere l'olio di cocco da solo uniscine semplicemente un cucchiaio al tuo caffè del mattino, io prendendolo di solito riesco a non mangiare il mio primo pasto fino a 3-4 ore dopo il risveglio. Quindi il caffè cheto mi dà una piccola spinta per superare quella prima parte della giornata in cui mi affretto a prepararmi e arrivare al mio lavoro d'ufficio e mi aiuta a mantenermi energica e sazia più a lungo.

Che tipo di olio di cocco utilizzare?

La considerazione più importante è: olio di cocco raffinato o non raffinato.

L'olio di cocco raffinato è ottenuto dalla noce di cocco essiccata. Non ha odore o sapore di cocco e può essere utilizzato per cotture a fuoco vivo. Ha una lunga durata. Se la raffinazione è la tua preferenza, assicurati di cercarne una raffinata mediante estrazione a freddo.

L'olio di cocco non raffinato, chiamato anche olio di cocco vergine, viene spremuto dalla polpa di cocco fresca. Ha l'aroma e il gusto del cocco e conserva tutti i benefici nutrizionali e degli MCFA (acidi grassi a catena media) del cocco.

La mia preferenza è per l'olio spremuto a freddo vergine biologico non raffinato. Adoro l'aroma fresco e il gusto del cocco, quindi è ottimo per alcune delle mie ricette preferite che utilizzano olio di cocco crudo ed è comunque ottimo per la cottura a temperature più elevate.

Molti negozi ora lo vendono a prezzi enormemente gonfiati. Dai un'occhiata anche su Amazon, ogni tanto puoi trovare delle offerte a prezzi davvero convenienti.

Le uova

In un'alimentazione chetogenica puoi effettivamente mangiare tutte le uova che vuoi, purché soddisfino i tuoi fabbisogni calorici e di macronutrienti complessivi. Le uova hanno un fantastico profilo macro quasi identico al rapporto cheto "ideale". In effetti, le uova sono un alimento base di una dieta cheto che è quasi una raccomandazione includerle frequentemente.

Possiamo dire che non solo le uova sono solo keto-friendly, ma probabilmente sono anche essenziali.

Le uova sono già di per sé un ottimo alimento a tutto tondo, indipendentemente dal tipo di dieta che segui: non sono solo convenienti e ampiamente disponibili, con sostanze nutritive, versatili e deliziose. Una tipica dieta cheto richiederà di dividere le calorie in qualcosa come il 60-75% di grassi, il 30-35% di proteine e il 5-10% di carboidrati. La maggior parte dei piani alimentari cheto rientrerà in questo intervallo di valori. Quindi, ad esempio, una dieta da 2000 calorie avrà bisogno di circa 135-165 grammi di grassi, 125-175 grammi di proteine e 20-50 grammi di carboidrati. Proteine e carboidrati contengono 4 calorie per grammo, mentre i grassi forniscono 9 calorie per grammo.

Ora, esaminiamo i macronutrienti tipicamente presenti in un uovo di grandi dimensioni:

- Circa 70 calorie

- Quasi 5 grammi di grasso

- Meno di 1 grammo di carboidrati

- Più di 6 grammi di proteine

Come possiamo vedere, il profilo nutrizionale di un uovo si abbina molto bene con il rapporto di macronutrienti prescritto da una dieta chetogenica: una quantità approssimativamente uniforme di grammi di proteine e grassi e, soprattutto, carboidrati minimi. Un uovo contiene di carboidrati solo 0,6 g dal tuorlo d'uovo e un ancora più misero 0,2 g dagli albumi.

Inoltre, le uova apportano anche diversi minerali chiave alla tua dieta: calcio, fosforo, zinco, potassio, magnesio e ferro. Le uova sono anche piene di vitamine, tra cui vitamina A, B-12, D, E e K. Chetogenica o no, le uova sono semplicemente davvero un alimento salutare.

In effetti, alcune persone riferiscono di mangiare fino a 30 uova al giorno! Ciò ammonterebbe a circa 2100 calorie con 150 g di grassi, 180 g di proteine e meno di 20 g di carboidrati. Abbastanza vicino ai numeri consigliati sopra, non è vero? Ma realisticamente, 30 uova al giorno sono un numero eccessivo per la stragrande maggioranza delle persone. Ciò significherebbe mangiare uova e solo uova per l'intera giornata – possibile, ma sicuramente una sfida difficile e neanche troppo salutare. La lezione più importante che possiamo trarre è che le uova sono eccellenti per una dieta chetogenica. Tuttavia, se vuoi includere più uova nella tua dieta quotidiana, un obiettivo approssimativo di due o tre uova al giorno (da sole o in altri pasti keto-friendly) è un ottimo punto di partenza.

Spesso le persone capita che siano comprensibilmente preoccupate per i 186 grammi di colesterolo presenti nei tuorli d'uovo. Questo è circa il 60% dell'assunzione giornaliera raccomandata basata su una dieta da 2000 calorie e per molti anni ci è stato detto di mantenere basso il consumo di uova per evitarlo.

Comunque da allora innumerevoli studi hanno dimostrato che il tipo di colesterolo presente nelle uova aumenta solo l'HDL (il tipo di colesterolo buono). Molto raramente aumentano l'LDL (o il tipo cattivo di colesterolo) e quando lo fanno, lo fanno molto leggermente.

Se non hai condizioni mediche specifiche che limitano strettamente l'assunzione di colesterolo, non preoccuparti del colesterolo nelle uova. Simile al mito secondo cui il grasso fa sempre male, è qualcosa che è stato capovolto dagli esperti nutrizionisti emergenti.

Quindi, no, probabilmente non hai bisogno di togliere i tuorli d'uovo per evitare il colesterolo.

Cos'è un digiuno cheto 'fast' a base di uova?

Un digiuno di uova cheto è uno schema di digiuno aggressivo a breve termine in cui limiti la tua dieta principalmente mangiando uova, insieme a burro, formaggio o altre fonti di grassi sani.

È diventato piuttosto popolare in alcune comunità di keto online, principalmente impiegato per entrare in chetosi, il risultato desiderato è raggiungere la perdita di peso il più rapidamente possibile e tornare a bruciare nuovamente i grassi, ma come qualsiasi altra dieta intensiva veloce o ristretta, è piuttosto estremo.

Sei curioso di sapere com'è in pratica un digiuno 'fast'a base di uova? Ecco le regole che lo caratterizzano:

Mangia almeno 6 uova o pasti a base di uova al giorno, se non di più, idealmente uova da allevamento all'aperto.

Questi pasti non dovrebbero essere distanziati di più di 5 ore.

Mangia un cucchiaio (circa 15 g) di burro per ogni uovo che mangi. (La maionese o altri grassi sani possono essere un sostituto).

Puoi anche mangiare fino a 28 g di formaggio grasso per ogni uovo.

Mangia un uovo entro 30 minuti dal risveglio.

Astenersi dal mangiare qualsiasi cosa entro 3 ore prima di andare a letto.

Bevi molta acqua. Obiettivo almeno 8 bicchieri al giorno.

Protrai questo digiuno cheto per un massimo di solo 3-5 giorni.

Sembra difficile? Si lo è, inoltre sono consentiti solo i condimenti come salsa piccante e senape, mentre i contorni a basso contenuto di carboidrati e le verdure tipicamente keto-friendly sono bandite, per questo andrebbe protratta solo per pochissimi giorni, perché di sicuro non è salutare e non è una strategia adatta a tutti ed è stata pensata solo come misura a breve termine.

Il cioccolato

Scoprire l'alto contenuto di carboidrati di una tavoletta di cioccolato al latte può essere un vero peccato quando stai seguendo una dieta chetogenica.

Il problema con il cioccolato al latte è che è generalmente addizionato con i latticini ad alto contenuto di carboidrati e con dolcificanti zuccherini che non sono affatto compatibili con la dieta.

"Tante persone mi domandano, ma il cioccolato è cheto?"

Risposta breve: è complicato. Anche se il cioccolato al latte carico di zucchero è un grande NO, se leggi le etichette e tieni traccia dei macronutrienti, il cioccolato fondente può essere Keto-friendly quando ti prendi cura delle dimensioni della porzione e degli ingredienti aggiuntivi.

Una barretta di cioccolato media da 40 g contiene 20 g di zucchero, che possono essere tutti o la maggior parte dei carboidrati "consentiti" durante l'intera giornata.

Quindi se ti abbuffi con una tavoletta di cioccolato (o anche una media porzione), questa può creare una risposta insulinica che ti farà uscire dalla chetosi e far deragliare i tuoi obiettivi di salute e perdita di peso. Può anche portare a un crollo energetico in seguito, poiché il tuo corpo brucia il glucosio e ne cercherà di più per mantenere alta l'energia.

Una dieta Keto di successo include limiti rigorosi di assunzione di carboidrati, mantenendo i macronutrienti bilanciati e garantendo livelli ottimali di nutrienti nel tuo corpo.

Lo so bene che smettere di pasticciare con i tuoi dolci e snack preferiti non è divertente, quindi in momenti in cui ne senti davvero la mancanza, il cioccolato fondente potrebbe essere in questo caso un vero toccasana.

Quindi il cioccolato fondente è cheto?

La risposta diretta sarebbe sì! Puoi facilmente includere il cioccolato fondente nel tuo piano alimentare. Ci sono alcuni avvertimenti però da tenere a mente prima di iniziare a indulgere.

Diamo un'occhiata a cos'è il cioccolato fondente e cosa lo rende Keto-friendly.

Cioccolato fondente: come suggerisce il nome, questo cioccolato fondente è una miscela di cacao, zucchero e burro di cacao. Conosciamo tutti il gusto amaro del cioccolato fondente. Il componente principale che contribuisce al suo sapore e colore è appunto il cacao.

La composizione del cioccolato fondente varierà a seconda della marca. Una maggiore concentrazione di cacao di solito indica una minore quantità di zucchero (e altri additivi come latticini o grassi di bassa qualità).

Cosa rende il cioccolato fondente cheto: l'elevata concentrazione di solidi di cacao e livelli inferiori di zucchero rendono il cioccolato fondente un'alternativa migliore al cioccolato al latte. Il cioccolato al latte contiene il 10-40% di solidi di cacao. Affinché il cioccolato fondente sia di buona qualità, è necessario più del 70% di cacao solido.

Cosa cercare quando si sceglie il cioccolato Keto-friendly?

Fai attenzione che il cioccolato abbia un minimo del 70% di cacao all'interno e fai attenzione a quanto zucchero è stato aggiunto quindi preferisci quello senza zuccheri aggiunti.

Per il cioccolato senza zucchero, scegli i marchi che aggiungono dolcificanti minimi e attenersi ad alternative naturali come stevia, frutto del monaco ed eritritolo.

Evita assolutamente il cioccolato bianco.

Il burro

Quando selezioni il burro per una dieta chetogenica, ti consigliamo di cercare burro non salato e di animali nutriti a erba. Il burro nutrito a erba contiene infatti più nutrienti benefici come acidi grassi omega-3, vitamina A e antiossidanti.

Il burro non salato è importante quando si segue una dieta chetogenica perché il sale aggiunto aumenterà l'assunzione di sodio, che può causare un aumento della pressione sanguigna. Cerca preferibilmente un burro biologico e privo di additivi, in quanto ciò ti garantirà la massima qualità. Anche il ghi è un'ottima opzione ed è prodotto rimuovendo tutti i solidi del latte e il lattosio dal burro, rendendolo un'ottima opzione per coloro che sono intolleranti al lattosio.

Nel complesso, il burro o il burro chiarificato non salati sono entrambi ottime opzioni. Il burro è una fonte di grassi sani, essenziali per una dieta cheto. È fatto con panna e contiene un'elevata quantità di grassi saturi. Inoltre, il burro è un'ottima fonte di minerali essenziali come le vitamine A, D e K, nonché di aminoacidi che aiutano il corpo a rimanere forte e sano. E' quasi tutto grasso saturo.

In generale, il burro è indicato in una dieta cheto come modo per rimanere energici senza consumare troppi carboidrati.

In generale, sia il burro che la margarina possono essere

consumati ma con moderazione, come parte di una sana dieta cheto. Tuttavia, il tipo e la quantità di grassi che scegli di consumare possono avere un impatto sulla tua salute generale. Il burro è una fonte relativamente buona di grassi saturi sani, ma contiene anche colesterolo e acidi grassi omega-6 pro-infiammatori. Inoltre, è importante notare che molti burri acquistati in negozio contengono additivi malsani che possono finire per rallentare la perdita di peso.

La margarina, d'altra parte, è spesso composta da oli vegetali altamente trasformati, quindi consumare troppa margarina è legato ad un aumento del rischio di alcune malattie, come le malattie cardiache e il diabete. Perciò, dovresti evitare di consumare troppa margarina, se possibile.

In definitiva, se prevedi di includere burro o margarina nella tua dieta, cerca prodotti della massima qualità possibile, inoltre è meglio evitare la margarina trasformata e i grassi trans e optare invece per prodotti a base di olio d'oliva.

Il burro può essere un'ottima fonte di acidi grassi essenziali e grassi sani in una dieta chetogenica, e senza esagerare nelle quantità può essere aggiunto, uno o due cucchiai massimo al giorno, a cibi come uova, verdure e proteine per aggiungere sapore e soddisfare la tua quota di grassi giornaliera.

I popcorn al burro sono cheto?

No, i popcorn al burro che si stanno ultimamente diffondendo anche in Italia soprattutto venduti in molte sale cinematografiche, non sono considerati cheto, infatti il popcorn è un tipo di grano intero, che è troppo ricco di carboidrati per soddisfare i requisiti di una dieta cheto. L'aggiunta di burro ai popcorn aumenta ulteriormente il contenuto di carboidrati. Inoltre, il burro è considerato un grasso saturo e l'obiettivo di una dieta cheto è quello di ottenere grassi da fonti sane come avocado, uova, noci e pesce che contengono grassi insaturi.

E' consentito il burro di arachidi?

Sì, il burro di arachidi è un'ottima fonte di grassi e proteine sani, che lo rendono un'ottima scelta per chi segue una dieta cheto. Può essere aggiunto a frullati, yogurt, pancake keto, mele e altro ancora.

Per evitare calorie e carboidrati in eccesso, è importante controllare l'etichetta nutrizionale e assicurarsi che non ci siano zuccheri aggiunti.

Inoltre, assicurati di misurare le porzioni con il cucchiaio o il cucchiaino. Mangiare troppo burro di arachidi può compromettere il tuo equilibrio di macronutrienti, quindi fai attenzione alla quantità che stai consumando.

Il burro di arachidi aiuta la chetosi?

In generale no, il burro di arachidi non aiuta la chetosi. Sebbene questo amato snack contenga grassi e zuccheri sani, contiene anche un alto livello di carboidrati. Troppo burro di arachidi può rendere difficile raggiungere e rimanere in chetosi. Quindi, per mantenere i tuoi carboidrati il più bassi possibile, cerca varietà di burro di arachidi naturali che sono principalmente composte solo da arachidi e sale.

Tuttavia, con i suoi alti livelli di carboidrati, dovresti limitare l'assunzione a pochi cucchiaini al giorno o meno.

I frutti di bosco e le bacche

I frutti di bosco sono uno dei frutti più amati, gustosi e salutari. Chi non ama i frutti di bosco? Io ne vado pazza e inoltre i vantaggi di introdurre bacche nell'alimentazione sono stati dimostrati da numerose ricerche. Le bacche possono essere utili contro molte malattie e sintomi.

I frutti di bosco, secondo la maggior parte delle persone, sono ricchi di calorie e poveri di grassi ma contengono quantità variabili di carboidrati e zuccheri. Tuttavia, le bacche sono ricche di importanti vitamine e minerali, oltre a fibre. La fibra aiuta a rallentare l'assorbimento dello zucchero nel flusso sanguigno, quindi è meno probabile che si verifichino sbalzi d'umore.

Le bacche sono leggermente più ricche di zucchero rispetto ad alcuni frutti, ma sono ancora relativamente povere di carboidrati rispetto ad altri frutti, puoi ancora mantenerti all'interno della tua dose di frutta concessa quando vengono consumate con moderazione. Quindi puoi chiamarli Keto Berries.

Le bacche hanno un ottimo profilo nutrizionale e sono ricche di minerali benefici, antiossidanti e fibre. Non solo hanno un ottimo sapore, ma è stato anche scoperto che le bacche migliorano la glicemia, riducono l'infiammazione e proteggono da alcune malattie.

Ecco un elenco dettagliato delle bacche con i dati utili per la cheto:

Fragole

Le fragole sono relativamente povere di carboidrati e possono fornire le vitamine necessarie, come le vitamine C e A. In una porzione da 2/3 di 100 g, le fragole contengono 7,6 g di carboidrati e 1,8 g di fibre, che comprendono 5,8 g di carboidrati netti.

More

Le more forniscono circa 14,4 g di carboidrati e 7,95 g di fibre in una porzione da 150 g, che comprende circa 6,4 g di carboidrati netti.

Le more contengono anche una varietà di vitamine e minerali, comprese le vitamine C, K e A.

Lamponi

I lamponi contengono circa 14,7 g di carboidrati e 8 g di fibre in una porzione da 123 g, pari a 6,7 g di carboidrati netti.

Contengono anche vitamina C e manganese, oltre ad antiossidanti, che li rendono un'aggiunta salutare a una dieta cheto.

Bacche di Goji

Le Bacche di Goji hanno un sapore dolce e possono essere consumate crude o sotto forma di succo o tisana. Possono anche essere assunte come estratti, come polveri o compresse. Contengono alcuni antiossidanti specifici chiamati Lycium barbarum polisaccaridi, che sono benefici per la salute.

La frutta è sempre una scelta salutare. Ma essendo ricca di calorie è per questo motivo che viene spesso ignorata da alcuni regimi dietetici. Il regime di dieta cheto, attualmente la dieta dimagrante più amata in assoluto, può includere i frutti di bosco, ma ponendo attenzione. Devi fare attenzione a non uscire dalla chetosi limitandone le quantità. Finché rimani dentro, introdurre una manciata di bacche sarà sicuramente salutare.

Noci e semi

Il tipo più adatto di noci e semi di Keto che puoi mangiare sono ovviamente quelli con la minor quantità di carboidrati. Tuttavia, non tutte le noci e i semi sono uguali per quanto riguarda il numero di carboidrati.

In generale sono ricchi di grassi sani e sono un ottimo spuntino o un ingrediente nei dessert cheto: esistono un sacco di ricette che le includono.

1. NOCI PILI

Anche se potresti non averne sentito parlare, e non semplicissime da trovare, le noci pili sono in realtà una delle noci più povere di carboidrati e nutrienti con solo 1 grammo di carboidrati netti per porzione.

Hanno lo stesso sapore degli anacardi, ma un contenuto di carboidrati molto inferiore rendendo questo super-alimento un sostituto cheto privo di sensi di colpa e ricco di proteine, cercale nei negozi bio o online.

Frullali nel burro di noci, provale arrostite o incorporali nei tuoi dessert keto preferiti!

2. PECAN

Le noci pecan sono anche incredibilmente povere di carboidrati con solo 1,3 carboidrati netti e sono un'ottima aggiunta a qualsiasi dieta cheto

Le noci pecan hanno anche la più alta quantità di antiossidanti rispetto ad altre noci.

3. NOCI DI MACADAMIA

Contengono solo 1,5 carboidrati per porzione!

Se ami il gusto della noce di macadamia, sarai felice di sapere che sono anche una delle migliori noci cheto a basso contenuto di carboidrati che puoi mangiare.

4. NOCCIOLE

Potresti riconoscere il sapore dolce delle nocciole dalla famosa crema spalmabile, la Nutella.

Sono estremamente a basso contenuto di carboidrati e sono un'ottima opzione per il cheto. Voglio dire, ogni porzione da 28 grammi ha meno di 2 carboidrati netti!

5. NOCI

Sono piene di grassi omega-3 sani, e quei grassi fanno bene al cervello, agli occhi e al cuore.

Le noci sono anche ricche di magnesio, quindi fanno bene anche alle ossa.

A proposito, se la farina di mandorle non fa per te, prova a usare al suo posto la farina di noci.

Puoi sostituirli l'uno con l'altro su base 1:1.

6. SEMI DI LINO

I semi di lino non sono solo ottimi per il cheto, ma sono anche ottimi per la salute dell'intestino! Soprattutto perché sono ricchi di fibre e hanno solo 2 carboidrati netti per porzione!

E poiché sono così ricchi di fibre, possono anche aiutarti a mantenerti regolare.

Detto questo, ti consigliamo di assicurarti di mangiare il seme ''macinato".

Altrimenti, il tuo corpo non sarà in grado di utilizzare tutti i nutrienti!

Un consiglio: sostituisci ½ cucchiaio di farina di mandorle con ½ cucchiaio di semi di lino macinati, per un ulteriore apporto nutritivo in qualsiasi ricetta cheto.

7. SEMI DI CHIA

Hanno pochi carboidrati e tante fibre, quindi sono ottimi per la salute dell'intestino.

Personalmente, adoro usare questi semi di chia per fare

marmellate unendoli alla frutta.

8. MANDORLE

Con solo 2,2 carboidrati netti per porzione rendono le ricette cheto fantastiche!

Una manciata - o due - di mandorle è anche un'idea fantastica per uno spuntino veloce.

9. ARACHIDI

Ottime le arachidi hanno anche proprietà antinfiammatorie, sono ricche di vitamina E e hanno solo 2,2 carboidrati netti per porzione!

10. SEMI DI PAPAVERO

Probabilmente conosci già i semi di papavero come i semi deliziosamente croccanti che si trovano nei bagel e nei muffin.

Sono nutrienti, hanno 2,4 carboidrati netti per porzione e keto-friendly! Sono anche ricchi di fibre e buoni per il sonno e l'ansia.

11. PINOLI

I pinoli contengono solo 2,7 carboidrati netti per porzione, ricchi di vitamina K, E D e di fibre

12. SEMI DI ZUCCA

I semi di zucca contengono 2,7 carboidrati netti e ci sono tanti modi fantastici per mangiarli.

Con soli 2,8 grammi di carboidrati netti per porzione, questi semi deliziosamente croccanti sarebbero un'ottima aggiunta alla tua dieta cheto!

13. NOCI DEL BRASILE

Le noci del Brasile sono davvero ottime e a basso contenuto di carboidrati e possono essere consumate crude, arrostite o frullate. Le noci del Brasile sono leggermente più ricche di carboidrati con 3 carboidrati netti per porzione, quindi dovrai prestare maggiore attenzione a quante mangiarne.

Sono ricche di selenio, quindi queste noci sono ottime per il cuore, il sistema immunitario e la tiroide.

Anche le noci del Brasile sono antinfiammatorie!

14. SEMI DI SESAMO

I semi di sesamo hanno 3 carboidrati netti e ha un sapore unico e delizioso.

L'olio di sesamo, può essere utilizzato anche per insaporire alcune ricette salate.

Inoltre, i semi di sesamo sono ricchi di fibre, buone per le ossa, e hanno anche proprietà antinfiammatorie.

Inoltre, fanno bene anche alla digestione.

15. SEMI DI GIRASOLE

I semi di girasole sono i più ricchi di carboidrati nell'elenco con 3,6 carboidrati netti per porzione. Hanno un ottimo sapore di nocciola e una consistenza croccante che li rende eccellenti da aggiungere ai prodotti da forno cheto.

Contengono molto ferro e vitamina E.

Inoltre, puoi sostituire la farina di semi di girasole con la farina di mandorle su base 1:1 nella maggior parte delle ricette cheto.

DA USARE DI MENO

1. PISTACCHI

Stai seguendo la dieta chetogenica ed ami i pistacchi? Tranquillizzati, non devi eliminarli completamente ma mangiarli con molta moderazione.

Sono più ricchi di carboidrati rispetto a molti altri più keto-friendly quindi tieni d'occhio il limite giornaliero di assunzione di carboidrati se ti concedi di mangiarli ogni tanto.

2. ANACARDI

Purtroppo con 8 carboidrati netti per porzione, solo poche manciate di anacardi possono già riempire il tuo limite di carboidrati.

Quindi, dovresti evitare completamente gli anacardi.

Se trovi una ricetta che richiede anacardi, ci sono molti ottimi sostituti nell'elenco sopra come le noci pili, i pinoli ecc!

3. CASTAGNE

Da evitare assolutamente le castagne nella tua dieto keto, infatti una sola porzione di castagne arrostite ha 13 grammi di carboidrati netti!

Evitale completamente.

Lo yogurt greco

Lo yogurt greco ha guadagnato un'immensa popolarità negli ultimi anni grazie alla sua consistenza ricca e cremosa, al sapore intenso e ai numerosi benefici per la salute. Ma può far parte della tua dieta cheto?

Lo yogurt greco è una varietà di yogurt filtrato che subisce un processo per rimuovere il siero di latte, risultando in una consistenza più densa e cremosa rispetto allo yogurt normale. Questo processo di filtraggio rimuove anche parte del lattosio, rendendo lo yogurt greco più povero di carboidrati.

Calorie: lo yogurt greco varia tipicamente da 80 a 150 calorie per porzione da 170 g, a seconda del contenuto di grassi.

Carboidrati: lo yogurt greco contiene circa 6-8 grammi di carboidrati per porzione, con alcune variazioni a seconda della marca e del tipo.

Proteine: una delle caratteristiche distintive dello yogurt greco è il suo alto contenuto proteico. Fornisce circa 15-20 grammi di proteine per porzione, rendendolo una scelta eccellente per chi segue una dieta cheto.

Grassi: il contenuto di grassi dello yogurt greco varia a seconda del tipo scelto. Lo yogurt greco intero contiene circa 5-10 grammi di grassi per porzione, mentre le opzioni a basso contenuto di grassi o senza grassi hanno significativamente meno grassi.

Lo yogurt greco contiene anche calcio, fosforo, vitamina B12 e riboflavina.

Ecco quali sono i benefici:

- Alto contenuto proteico. Le proteine svolgono un ruolo cruciale in varie funzioni corporee, tra cui la riparazione e la crescita muscolare, la sazietà e la salute metabolica. L'alto contenuto proteico dello yogurt greco ti aiuta a sentirti più pieno più a lungo, supporta il mantenimento muscolare e promuove la sazietà generale con una dieta cheto.

- Probiotici per la salute dell'intestino. Lo yogurt greco contiene probiotici, inclusi batteri benefici come Lactobacillus e Bifidobacterium. Questi probiotici contribuiscono a un microbioma intestinale sano, promuovendo la digestione, l'assorbimento dei nutrienti e la salute generale dell'intestino.

- E' una ricca fonte di calcio, un minerale essenziale per mantenere ossa e denti forti. Un'adeguata assunzione di calcio è particolarmente importante in una dieta cheto.

- Versatilità e gusto: la consistenza cremosa e il sapore piccante dello yogurt greco lo rendono un ingrediente versatile sia in piatti dolci che salati. Può essere utilizzato come base per frullati, mescolato con frutta o noci, usato come condimento per pancake, o anche incorporato in condimenti per insalata o pietanze marinate. La sua versatilità ti consente di godere di una vasta gamma di deliziose ricette keto-friendly

Alcuni piatti in cui può essere utilizzato lo yogurt greco:

- Semifreddo allo yogurt greco: stratifica lo yogurt greco con bacche come fragole o mirtilli e aggiungi una spolverata di muesli keto-friendly o noci tritate per dare croccantezza al tutto e fai raffreddare in frigo. Questo semifreddo semplice e rinfrescante è un'opzione perfetta per la colazione o uno spuntino.

- Frullato cremoso allo yogurt greco: mescola lo yogurt greco con latte di mandorle non zuccherato, una manciata di spinaci o cavolo, un cucchiaio di burro di noci per un frullato soddisfacente e ricco di sostanze nutritive.

- Insalata di pollo allo yogurt greco: unisci pollo cotto a dadini, sedano tritato, mandorle a fette e una cucchiaiata di yogurt greco per creare un'insalata di pollo cremosa e ricca di proteine. Condisci con erbe e spezie a scelta per aggiungere sapore. Servilo in involtini di lattuga o gustalo da solo per un pasto soddisfacente.

Queste ricette le ho provate io personalmente e sono molte gustose, ma puoi anche tu sperimentare sapori, consistenze e ingredienti per soddisfare le tue preferenze di gusto e soddisfare le tue esigenze dietetiche.

CAPITOLO 5

COSA BERE DURANTE LA CHETOGENICA

C he tu sia in palestra o in pausa pranzo, avere al proprio fianco la bevanda giusta, sia in termini di gusto che di contenuto nutrizionale, è importante. Mentre potresti già sapere come individuare i carboidrati e lo zucchero nascosti nel cibo, trovarli sull'etichetta della tua bevanda preferita potrebbe essere un po' più complicato. Ci sono ancora una serie di bevande keto-friendly tra cui scegliere, perfette per il giorno.

Di sicuro l'acqua è la bevanda principale, rimanere idratati è una parte importante di qualsiasi dieta, ma è anche particolarmente importante per evitare la "chetoinfluenza". Inoltre, l'acqua possiede un'ampia varietà di altri benefici per la salute, come la regolazione della temperatura corporea e la massimizzazione delle prestazioni fisiche.

Acqua frizzante: le opzioni di acqua frizzante, sono un ottimo modo per idratarsi con un tocco in più di zero carboidrati e zero calorie.

Caffè: senza zucchero.

Thè non zuccherato: il thè non zuccherato, è privo di carboidrati e calorie.

Coca Cola dietetica: poiché l'uso di dolcificanti artificiali riduce il numero di carboidrati, la Coca Cola dietetica per la dieta cheto è un'indulgenza consentita, a condizione che tu non esageri.

Latte non caseario: usa latte alternativo come il latte di noci Il latte o di mandorle non zuccherato che fornisce grassi e proteine senza carboidrati, rendendolo ideale da consumare.

Frullati Keto-Friendly: molti frullati riducono al minimo il consumo di carboidrati fornendo al contempo un rapido apporto energetico, al contrario tieni d'occhio alcuni frullati proteici che contengono molto zucchero e carboidrati extra.

Bevande da evitare

- Soda non dietetica: la Pepsi o la Coca Cola non light, possono sembrare relativamente innocenti, ma in realtà hanno ben 41 grammi di carboidrati e potrebbe far deragliare qualsiasi progresso correlato alla dieta cheto.

- Bevande sportive/energetiche: le bevande energetiche solitamente sono piene di zucchero e carboidrati, per cui leggi attentamente le etichette

- Acqua vitaminica: ricca di zucchero, l'acqua vitaminica standard dovrebbe essere evitata

- Cioccolata calda: assolutamente da evitare.

- Succhi di frutta: da evitare

- Limonata: evitare

ALCOOL PURO

Se hai intenzione di bere mentre sei in cheto, l'unica soluzione è ingerire alcol puro o liquore: non hanno carboidrati.

Ecco i principali tipi di alcol ed il loro contenuto di carboidrati:

- Vodka: 0 grammi di carboidrati netti

- Gin: 0 grammi di carboidrati netti

- Tequila: 0 grammi di carboidrati netti

- Whisky: 0 grammi di carboidrati netti

- Rum: 0 grammi di carboidrati netti

Il vino ha carboidrati, ma non molti, tra un po' lo vedremo più nello specifico.

Cocktail

Se non sei un fan dei liquori semplici, non ti biasimo. Per fortuna puoi mescolarli ad altre bevande adatti alla cheto e senza zucchero, come la Coca Cola dietetica che di tanto in tanto va bene. Basta non consumarne troppa poiché contiene aspartame.

L'acqua di seltzer senza zucchero è un'altra buona alternativa. Gin and tonic è una bevanda keto-friendly.

Un'altra ottima opzione senza zucchero è usare il thè freddo non zuccherato. Aggiungi del rum o del bourbon. Il sapore è in realtà piuttosto buono!

Un bicchiere di vino rosso o bianco contengono circa 3-4 grammi di carboidrati. Quindi sì, il vino va bene per la cheto, occorre solo fare attenzione a quanto ne stai bevendo!

Bevi vini secchi quando sei in chetosi: contengono meno zucchero. Questo è ciò che li rende così forti. Evita i vini dolci, poiché contengono più zucchero poiché hanno un processo di fermentazione più breve.

I vini che puoi bere sono:

- Sauvignon Blanc

- Chardonnay

- Pinot Nero

- Cabernet Sauvignon

- Merlot

- Pinot Grigio

- Pinot Bianco

Quindi, questo è ciò che puoi tranquillamente bere durante la dieta cheto. Ora diamo un'occhiata a cosa dovresti assolutamente evitare!

Il peggior alcol da bere durante una dieta cheto è tutto ciò che è ricco di carboidrati e zuccheri. Ciò comprende:

- Bevande miste con succo di frutta o soda

- Vino dolce

- Sangria

- Birra

- Liquore aromatizzato

- Qualsiasi altra cosa che contenga molti carboidrati o zuccheri

- Queste bevande ti faranno uscire rapidamente dalla chetosi ed è meglio evitarle del tutto.

COCKTAIL ZUCCHERATI

Evita sempre qualsiasi bevanda mista dolce perché sono fatte con sciroppi, succhi di frutta e altri ingredienti ricchi di carboidrati. Potresti essere stupito di quanti carboidrati ci sono nelle tue bevande preferite.

ECCO LE BEVANDE DOLCI PIU' COMUNI E i LORO MACRO:

Margarita: il mix di margarita preconfezionato contiene 72 grammi di zucchero per bicchiere

Sangria: 18 grammi di carboidrati per bicchiere

Bloody Mary: il mix di bloody mary preconfezionato contiene 11 grammi di carboidrati per bicchiere

Sex on the Beach: 11 grammi di carboidrati per bicchiere

Pina Colada: circa 32 grammi di carboidrati per cocktail

Daquiri alla fragola: 31 grammi di carboidrati per bicchiere

Mimosa: 8 grammi di carboidrati per bicchiere

QUESTI SONO I VINI DA DESSERT DA EVITARE SE MANGI LOW-CARB:

- Moscato

- Riesling

- Rosa

- Vino porto/sherry

- Vino da dessert

BIRRA

La birra media ha circa 13 grammi di carboidrati per bottiglia o per lattina. Questo perché è fatta con un tipo di grano.

Se ti piace davvero la birra, scegli la birra leggera. Ci sono anche birre a basso contenuto di carboidrati che puoi bere, di solito è sempre indicato sulle etichette, esistono anche delle vere e proprie Keto-beer.

Quindi dovremmo evitare completamente l'alcol quando si è a dieta cheto? Ci sono alcuni segnali da tenere presenti: se il bere ti fa desiderare il cibo, evitalo, infatti l'alcol abbassa le tue inibizioni, e avrai maggiori probabilità di perdere la cognizione di ciò che stai consumando e se sei al dentro della tua soglia cheto, quindi in generale va consumato con moderazione.

Infine, se desideri sempre le bevande più dolci, sarebbe preferibile smettere di bere del tutto. Come hai letto sopra, le bevande dolci hanno troppi zuccheri e carboidrati per aiutarti a rimanere in chetosi.

VODKA

Tutte le marche di vodka pura contengono zero carboidrati; devi solo prestare attenzione a quante calorie hanno.

Le migliori marche di vodka cheto sono:

- Smirnoff: 97 calorie

- Grey Goose: 103 calorie

- Burnett's: 96 calorie

WHISKY

Anche il whisky ha zero carboidrati, ma la quantità di calorie varia a seconda della marca.

Questi sono i migliori tipi di whisky per marca:

- Jack Daniels: 98 calorie

- Jim Beam: 104 calorie

TEQUILA

Questo tipo di alcol viene utilizzato nei margarita e in altri mix.

Queste sono le marche più popolari di tequila che puoi acquistare:

- Don Julio: 96 calorie

- Tres Agavi: 102 calorie

- Patrono: 103 calorie

RUM

Alcune marche di rum avranno zucchero e carboidrati extra, quindi cerca sempre di acquistare varietà non zuccherate o non aromatizzate.

Questi rum possono andare bene:

- Malibu Island Spiced: 0 carboidrati e 72 calorie

- Captain Morgan Spiced: 0,4 grammi di carboidrati e 86 calorie

- Bacardi Superior: 0 carboidrati e 96 calorie

Puoi quindi bere alcolici con cheto e perdere peso, ma devi bere alcolici con moderazione e assicurarti di tenere traccia dei tuoi macronutrienti.

Sarebbe molto meglio non bere ogni giorno alcol seguendo una dieta keto

Perché ti ubriachi più velocemente con il cheto?

Il tuo corpo non ha molto glicogeno quando è in chetosi. Per questo motivo, l'alcol viene inviato direttamente al tuo fegato e lo metabolizzi più velocemente, il che ti fa sentire come se fossi ubriaco più velocemente.

Cosa ti farà uscire dalla chetosi?

Il tuo corpo uscirà dalla chetosi quando consumi più carboidrati di quelli che il tuo corpo può digerire.

Sì, puoi goderti qualche alcolico durante la dieta cheto, fai solo attenzione ai carboidrati contenuti e bevi con moderazione!

CAPITOLO 6

PIANO ALIMENTARE DI 21 GIORNI

L a dieta chetogenica, come abbiamo visto, è un regime alimentare basato su un alto consumo di grassi, moderato di proteine e molto basso di carboidrati, e sappiamo ormai che proprio questo tipo di alimentazione mira a far entrare il corpo in uno stato metabolico chiamato chetosi, dove il corpo brucia i grassi per ottenere energia anziché i carboidrati. Per seguire correttamente la dieta chetogenica, è fondamentale pianificare i tuoi pasti in modo da ottenere una varietà di nutrienti essenziali. Quindi qui di seguito ti presento un piano alimentare di 21 giorni per aiutarti ad iniziare il tuo percorso chetogenico in modo semplice ed efficace.

Settimana 1:

- Colazione: Uova strapazzate con formaggio e avocado.

- Spuntino: Mandorle o noci.

- Pranzo: Insalata di pollo con lattuga, pomodori, cetrioli e olio d'oliva.

- Spuntino: Yogurt greco con mirtilli.

- Cena: Salmone alla griglia con asparagi arrostiti.

- Spuntino: Formaggio tipo cheddar o Ierdammer proteico.

Settimana 2:

- Colazione: Pancetta croccante con uova al tegamino.

- Spuntino: Semi di chia con latte di mandorle.

- Pranzo: Hamburger di manzo con formaggio, lattuga e cetrioli.

- Spuntino: Guacamole con bastoncini di sedano.

- Cena: Filetto di maiale con broccoli al vapore.

- Spuntino: Prosciutto avvolto intorno a fette di cetriolo.

Settimana 3:

- Colazione: Avocado schiacciato su pane keto con uova sode.

- Spuntino: Salsa di formaggio con bastoncini di sedano.

- Pranzo: Insalata di tonno con lattuga, pomodori e olio d'oliva.

- Spuntino: Yogurt greco con mandorle tritate.

- Cena: Bistecca di manzo con cavolfiore al forno.

- Spuntino: Uova sode.

Alternative per variare il piano alimentare:

Idee per la colazione:

- Uova in camicia con avocado e prosciutto.

- Frullato di avocado e spinaci con latte di cocco.

- Frittata con formaggio tipo sottilette, o con peperoni o cipolle.

-1 yogurt greco zero grassi con muesli di avena integrale e qualche fragola

-1 yogurt intero greco con noci tritate

-1 piccolo panino con prosciutto crudo magro e una sottiletta

Idee per il pranzo:

- Insalata di pollo con avocado, pomodori e cetrioli.

- Zuppa di pomodoro con pancetta croccante.

- Salmone alla griglia con asparagi arrostiti.

-Insalatona di rucola con uova sode, avocado e semi di girasole

-Insalatona di tipo songino o rucola con 1 avocado a pezzi 1 mozzarella light e 4 pomodori pachino a pezzetti

-1 mozzarella con spinaci freschi in insalata e con pomodori pachino maturi a pezzetti e semi di girasole o semi vari

-Merluzzo al vapore o alla griglia con zucchine o melanzane grigliate o in padella

-Polipo alla griglia o al vapore accompagnato da melanzane alla griglia o in padella antiaderente

Idee per la cena:

- Pollo alla griglia con cavolfiore al forno.

- Bistecca di manzo con broccoli saltati in padella.

- Gamberetti in salsa rosa fatta con ketchup e maionese light con zucchine o melanzane grigliate. -Un trancio di tonno o di salmone alla piastra accompagnato da verdure cotte al vapore

-Petto di pollo alla piastra accompagnato da insalata verde + mezza mela o mezza pera

-Petto di tacchino alla piastra accompagnato da radicchio alla piastra

-2 spiedini di pesce accompagnati da insalata mista

-2 spiedini di pollo accompagnati da un piatto di asparagi lessi conditi con olio evo e limone

CAPITOLO 7

RICETTE GUSTOSE PER LA DIETA CHETOGENICA FACILI DA PREPARARE

L e ricette chetogeniche di seguito presentate sono un modo delizioso per rendere la dieta chetogenica più varia e interessante, sono generalmente semplici e veloci da preparare. La chiave è scegliere alimenti ricchi di grassi sani e a basso contenuto di carboidrati. Ecco alcuni consigli per realizzare le ricette chetogeniche:

- Utilizza oli e grassi sani come olio d'oliva, olio di cocco e burro.

- Scegli carne magra come pollo, tacchino, manzo e pesce.

- Aggiungi una varietà di verdure a basso contenuto di carboidrati come broccoli, cavolfiore, spinaci e cetrioli.

- Utilizza latticini a basso contenuto di carboidrati come formaggio, yogurt greco e burro.

- Sperimenta con spezie e erbe per aggiungere sapore alle tue ricette.

Seguendo questi consigli e utilizzando le ricette fornite, sarai in grado di creare pasti deliziosi e nutrienti che si adattano perfettamente alla dieta chetogenica.

Per quanto riguarda i condimenti da utilizzare io vi consiglio di usare sempre come tipo di sale quello Rosa dell'Himalaya sia nella versione "fino" del tipo "grosso" e sostituirlo al comune sale da cucina, infatti questo tipo di sale è integrale e non è raffinato e non viene mai trattato con nessun procedimento chimico e rimane quindi privo delle sostanze inquinanti, che possono invece contenere altri tipi di sale che provengono da mari e oceani.

Inoltre riduce la ritenzione idrica e l'ipertensione perché il suo contenuto di cloruro di sodio è decisamente inferiore al normale sale da cucina. Quindi anche se il suo costo è un poco più elevato rispetto al sale comune vale la pena comprarlo.

Per quanto riguarda l'olio vi consiglio di usare sempre un buon olio evo, cioè un olio extra Vergine di Oliva e quando troverete l'abbreviazione olio evo sarà per indicare appunto l'olio extra vergine di oliva.

Ricette semplici e veloci per la dieta Chetogenica:

Lasagne keto di zucchine prosciutto cotto e formaggio

Ingredienti:

-2 zucchine grandi

-4 sottilette light o formaggio a fettine sottili 60 gr

-100 gr di prosciutto cotto magro

-100 gr di besciamella light (puoi usare anche quella già pronta)

-40 gr di grana padano o reggiano grattugiato

-6 cucchiai di salsa di pomodoro

-sale e pepe a piacere

-1 cucchiaino d'olio evo

-qualche foglia di basilico fresco o essiccato

Preparazione:

Lava e asciuga le zucchine e tagliale successivamente a fettine molto sottili nel verso orizzontale della zucchina, puoi aiutarti con un pelapatate oppure usa un coltello che taglia bene, disponile in un piatto aggiungendo sale e pepe e poi cuocile in una padella antiaderente per qualche minuto per ogni lato. Disponi ora le zucchine ammorbidite dalla cottura in una piccola teglia da forno ricoperta

precedentemente con della carta da forno, sopra le zucchine aggiungi poi qualche cucchiaio di besciamella light spandendola in modo da coprire le zucchine, metti adesso sopra uno strato di fette di prosciutto cotto e successivamente il formaggio a fettine, con un cucchiaio spandeteci poi sopra la polpa di pomodoro che avrete precedentemente condito con un filo d'olio e sale, e spolverate il tutto con il formaggio grattugiato, guarnendo con qualche foglia di basilico preferibilmente fresco. Se vi avanzano gli ingredienti procedete nello stesso modo formando un altro strato. Fai cuocere il tutto al forno preriscaldato a 200 gradi per circa 20 minuti, fino a quando vedrai formarsi una crosticina dorata sulla superficie.

Una volta cotto togli dal forno, e servile ancora filanti.

Salmone keto al forno con asparagi

Ingredienti per 2 persone:

-2 filetti di salmone

-400 gr di asparagi freschi

-2 spicchi di aglio tritati (se piace)

-4 cucchiai di olio evo

-pepe nero e sale

-succo di limone

-un ciuffetto di prezzemolo tritato

-qualche foglia di basilico tritato

Preparazione:

Per prima cosa prepara la marinatura mescolando gli spicchi d'
aglio tritato con i cucchiai di olio, il basilico il pepe nero e il sale, il
succo di limone e il prezzemolo tritato. Ricopri con la marinatura i
filetti di salmone e lascia riposare in frigorifero per almeno un'ora,
girandoli di tanto in tanto. Disponi i filetti su un foglio di carta forno,
ricoprili con la marinatura e cuoci per circa 40 minuti in forno
preriscaldato a 180 gradi, nel frattempo che cuoce il salmone in
forno lessa gli asparagi per circa 5 minuti fino a che si saranno
ammorbiditi e condisci con olio e limone, una volta dorato al forno
servi il salmone accompagnato dagli asparagi.

Salmone al forno con verdure

Ingredienti:

-2 tranci di salmone fresco o surgelato

-2 zucchine verdi medie

-1 carota

-1/2 cipolla

-Sale, pepe e olio evo quanto basta

Preparazione:

Prendi una teglia da forno e ricoprila con l'apposita carta forno e disponici sopra i filetti di salmone

Poi lava e taglia tutte le verdure, le zucchine le carote e la cipolla e falle saltare in padella antiaderente con un filo di olio per circa ¾ minuti a fuoco vivo, fai poi raffreddare e aggiungi sale e pepe e ricopri il salmone con le verdure creando uno strato di circa 2cm.

Aggiungi un filo d'olio evo sulla preparazione ed infine inforna per circa 20 minuti nel forno già preriscaldato a 180 gradi.

Keto insalatona di pollo

Ingredienti:

-150 grammi di pollo alla piastra

-insalata verde a scelta

-un gambo di sedano

-una cipolla

-1 ciuffetto di prezzemolo fresco

-1 uovo sodo

-2 spicchi di aglio sminuzzato se piace

-20 grammi di maionese

-un cucchiaino di senape

-sale e pepe

-un cucchiaio di olio evo

Preparazione:

Sminuzza il gambo di sedano la cipolla e il prezzemolo, metti il tutto in una insalatiera grande e mescolalo insieme all'uovo sodo a pezzi, unisci l'aglio sminuzzato se piace, la maionese e la senape e condisci con l'olio evo il sale e il pepe e unisci l'insalata verde.

Aggiungi poi il pollo a pezzetti precedentemente cotto alla piastra e disponilo nell' insalatiera con il condimento già preparato e unisci l'insalata verde mescolando il tutto.

Bocconcini keto di pollo croccanti agli odori

Ingredienti:

-2 petti di pollo

-½ cipolla

-un ciuffetto di prezzemolo fresco

-rosmarino fresco o secco

-1 uovo intero

-farina di mandorle o di noci

-spicchi di limone

- sale e pepe quanto basta

Preparazione:

Fai il pollo a pezzettini in modo da ricavarne dei bocconcini, poi taglia la cipolla in piccoli pezzi e aggiungi un po' di rosmarino e il prezzemolo.

In una ciotola unisci poi i bocconcini di pollo alla cipolla, al rosmarino al prezzemolo e condisci con sale e pepe.

Passa il pollo nell' uovo sbattuto precedentemente e passa i bocconcini nella farina di mandorle o di noci.

Prendi una teglia antiaderente e ricoprila con la carta forno e fai cuocere nel forno precedentemente preriscaldato a 180 gradi finché non diventano dorati, accompagna i bocconcini guarniti di spicchi di limone con insalata verde e pomodori.

Insalata keto di cavolfiori e broccoli al bacon

Ingredienti:

-1 broccolo

-1 cavolfiore

-100 g di pancetta tipo bacon affumicato a dadini

-8 pomodori pachino freschi a pezzetti

-½ cetriolo fresco a pezzetti

-½ cipolla fresca a pezzetti 1 -1 cucchiaino di origano

-maionese se piace

-olio evo, aceto di vino bianco sale e pepe quanto basta

Preparazione:

taglia il cavolfiore e i broccoli a pezzetti e falli cuocere in acqua bollente per circa 5 minuti. Nel frattempo fai dorare in padella il bacon a dadini, lascia raffreddare il tutto poi unisci i pomodori, i cetrioli, la cipolla la maionese se ti piace e condisci con sale, pepe olio e origano e un filo di aceto di vino bianco.

Cestini keto di bresaola alla crema di formaggi e erbe

Ingredienti:

-150 g di bresaola

-100 g di philadelphia protein,

-100 g di robiola,

-1 cucchiaio di grana grattugiato,

-un trito di prezzemolo e basilico

-olive verdi denocciolate q.b.

-qualche fogliolina di basilico,

-sale e pepe.

Preparazione:

In una scodella mescola la robiola, il philadelphia protein e il formaggio il grana grattugiato. Aggiungi il sale e il pepe.

Unisci ora al composto il trito di erbe aromatiche e amalgama bene il tutto, poi prendi le fette di bresaola e riempi ogni fettina di un poco di mousse di formaggi.

Infilza con uno stecchino su un lato la fettina poi aggiungi l'oliva e chiudi il cestino infilando l'altro lato della fettina di bresaola.

Continua fino ad esaurimento degli ingredienti, puoi accompagnare il piatto con insalata mista.

Tortini keto di parmigiano su salsa di pomodoro

Ingredienti per 4 tortini:

-2 uova

-100 gr di formaggio grattugiato grana padano o parmigiano reggiano

-1 cucchiaio di farina circa 10 gr

-120 ml d panna

-50 ml di latte

-sale e pepe a piacere

Per la salsa:

-10 cucchiai di salsa di pomodoro fresca

-1 cucchiaio raso di olio evo

-sale e pepe a piacere

-mezza cipolla

-foglie di basilico fresco

Preparazione:

Metti in un pentolino antiaderente la panna e allungala con un cucchiaio di acqua, aggiungi poi la farina mescolando bene sempre nello stesso verso facendo attenzione a non far formare i grumi, aggiungi un pizzico di sale e porta ad ebollizione.

Sbatti con la frusta le uova intere e aggiungi pian piano il parmigiano, aggiungi poi la panna precedentemente portata ad ebollizione, al composto di uova e formaggio.

Riempi poi delle formine di alluminio usa e getta precedentemente unte bene, preferibilmente con un po' di burro oppure con olio di oliva.

Disponi i 4 pirottini di alluminio in una teglia da forno precedentemente riempita per 2/3 d' acqua e fai cuocere in forno a bagnomaria a 180 gradi per circa 25 minuti.

Per la salsa fai appassire leggermente la cipolla in una piccola padella antiaderente con l'olio e un filo di acqua, aggiungi la salsa di pomodoro il sale e il pepe se piace e il basilico e fai cuocere per 10 minuti allungando il tutto con acqua. A cottura ultimata disponi nei piatti sotto qualche cucchiaio di salsa e poi capovolgici sopra i tortini, facendo attenzione a non romperli togliendoli dalle formine, servili ben caldi guarnendo a piacere con qualche foglia di basilico fresco.

Tortini keto di spinaci con crema al parmigiano e pinoli

Ingredienti per 4 tortini:

-300 gr di spinaci

-2 uova intere

-noce moscata

-50 gr di formaggio grattugiato o grana padano o parmigiano reggiano

-10 gr di pinoli

-1 cucchiaio di latte anche vegetale

-1 cucchiaio di olio evo

-sale e pepe a piacere

Per la crema:

50 gr di formaggio grattugiato o grana padano o parmigiano reggiano

130 ml di latte parzialmente scremato o se preferite vegetale

15 gr di farina 00

10 gr di burro

Preparazione:

Lessa gli spinaci fino a completa cottura, scolali in un colino aiutandoti con un cucchiaio in modo da eliminare completamente tutta l'acqua di cottura e lascia raffreddare. Una volta raffreddati mettili in una ciotola e aggiungi le uova, la noce moscata il parmigiano e i pinoli e mescola bene il tutto, allungando con un filo di latte e aiutandoti se preferisci con un tritatutto.

Cospargi bene con l'olio 4 stampini in alluminio usa e getta e versaci all'interno il composto, fai cuocere a bagnomaria disponendo le formine in una teglia riempita per 2/3 d'acqua a 180 gradi per circa 25 minuti.

Per la crema al parmigiano:

Scalda il latte sul fuoco senza farlo bollire, separatamente fate scaldare il burro aggiungendo la farina senza formare grumi e successivamente aggiungete gradualmente il latte caldo in modo da amalgamare bene il tutto.

Fai cuocere il composto creatosi a fuoco medio-basso finché comincia ad addensarsi, a questo punto aggiungi gradualmente il formaggio grattugiato e continua a mescolare creando una crema omogenea.

A cottura ultimata disponi la crema al centro del piatto e appoggia sopra lo sformatino di spinaci, ricopri gli sformatini versandoci sopra la restante crema rimasta e servi ben caldo.

Sformatini keto di zucca con crema al formaggio

Ingredienti per 4 tortini:

-400 gr di polpa di zucca

-2 uova intere

-noce moscata

-50 gr di formaggio grattugiato grana padano o parmigiano reggiano

-10 gr di pinoli

-2 cucchiai di latte anche vegetale

- ½ cipolla

-1 cucchiaio di olio evo

-sale e pepe a piacere

Per la crema:

-200 gr di formaggio caprino

-100 ml di panna light fresca liquida

-sale e pepe a piacere

Preparazione:

in un tegame fai sciogliere il burro con la cipolla a fettine e la polpa di zucca, precedentemente ripulita dei semi, e fatta a dadini aggiungendo un mestolo di acqua calda facendo cuocere fino a quando la zucca si sfalda divenendo morbida ma rimando piuttosto asciutta e non acquosa, per la cottura completa ci vorranno circa 20/25 minuti. Trasferite la purea in una ciotola e una volta raffreddata aggiungi le uova, la noce moscata il parmigiano i pinoli il sale e il pepe e mescola bene il tutto, allungando con un filo di latte per amalgamare e aiutati se preferisci con un tritatutto.

Cospargi bene con l'olio 4 stampini in alluminio usa e getta, versaci all'interno il composto, fai cuocere a bagnomaria disponendo le formine in una teglia riempita per 2/3 d'acqua a 180 gradi per circa 35 minuti.

Per la crema al caprino:

in una ciotola versa il formaggio caprino e la panna e il sale e il pepe, monta con una frusta a mano o elettrica per creare un composto cremoso, in modo da amalgamare bene il tutto.

A cottura ultimata degli sformatini di zucca disponi la crema al centro del piatto e appoggia sopra lo sformatino, facendo attenzione a toglierlo dal pirottino senza romperlo, ricoprilo poi versandoci sopra la restante crema rimasta, e servi ben caldo.

Bocconcini di pollo keto con feta e zucchine

Ingredienti:

– 150 gr pollo

– 60 gr feta a cubetti

– 1 zucchina

– 4 foglie di basilico

– olio, sale e pepe

Preparazione:

Taglia il pollo a cubetti di circa 1,5 cm e mettilo in una ciotola a marinare con un filo di olio, un pizzico di sale il pepe e le foglie di basilico spezzettate. Lascia riposare per una decina di minuti circa.

Taglia la zucchina a rondelle non troppo sottili e falla rosolare in padella per 6/8 minuti con un filo di olio e un pizzico di sale.

Cuoci il pollo in padella facendolo saltare in una padella antiaderente finché non risulta leggermente dorato.

Disponi in un piatto cubo creando un letto di zucchine unendo poi i cubetti di pollo e la feta, aggiungi a piacere un filo d'olio evo a crudo.

Zucchine keto al forno ripiene di carne e formaggi

Ingredienti per 2 persone:

-4 Zucchine tonde (oppure zucchine normali)

-200 gr di macinato magro

-50gr di grana padano

-30gr di pecorino romano

-40 g pane grattugiato

-1 mazzetto di basilico fresco

-1 uovo intero

- 1 spicchio d'aglio sminuzzato se piace

-1 pizzico di sale

Preparazione:

Taglia la calotta superiore delle zucchine svuotale della polpa e mettila da parte.

Sbollenta le zucchine in acqua bollente salata per qualche minuto, devono risultare morbide ma non sfatte, quindi scolale e adagiale sopra un canovaccio pulito e lascia raffreddare.

In una ciotola unisci l'uovo intero precedentemente sbattuto con una forchetta, aggiungi il sale un filo d'olio, il formaggio grana e il pecorino, il pangrattato e l'aglio se piace, aggiungi anche la polpa delle zucchine sminuzzata, e il basilico tritato, con le mani o con un mixer crea un impasto denso con cui farcire le zucchine.

Riempi le zucchine e inforna a 200 gradi per circa 30 minuti. Sforna e lascia raffreddare qualche minuto prima di servire.

Cotoletta in crosta croccante

Ingredienti:

-1 fettina di vitello 150 gr circa

-40 g parmigiano o grana grattugiato

-40 g nocciole

-1 uovo intero

-olio evo sale e pepe

Taglia grossolanamente le nocciole ed uniscile al formaggio parmigiano o grana grattugiato.

Metti in una ciotola l'uovo intero e sbatti con una forchetta e poi immergici la carne in entrambi i lati e poi successivamente passala sulla pastella di parmigiano e nocciole.

Scalda una padella antiaderente con abbondante olio evo e cuoci la carne rigirando più volte per circa 10 minuti. Asciuga la cotoletta dall'olio in eccesso con della carta da cucina.

Servi calda dopo averla salata e accompagna con zucchine o melanzane alla griglia.

Broccoli keto al forno con formaggio e mandorle

Ingredienti:

-2 broccoli

-30 g di mandorle a lamelle

-3 cucchiai olio evo

-sale e pepe quanto basta

-2 sottilette a pezzetti

-30 gr di parmigiano o grana grattugiato

-uno spicchio d'aglio tritato se piace

Preparazione:

Taglia i broccoli in cimette, poi lavali sotto l'acqua corrente e scottale per 5 minuti in acqua bollente salata. Scola e fai raffreddare, poi ungi con l'olio una pirofila da forno e adagia i broccoli conditi con sale, pepe e un filo di olio d'oliva e l'aglio se piace.

Poi cospargi la superficie con il formaggio parmigiano o il grana grattugiato, le sottilette a pezzetti e le lamelle di mandorle e fai cuocere in forno a 200°C per 20 minuti.

Pizzette keto al forno

Ingredienti per 6 pezzi:

-220 g mozzarella per pizza

-60 g di formaggio philadelphia

-40 g olive verdi o nere a rondelle

-1 cucchiaino lievito per salati

-2 uova intere

-50 g di mandorle a lamelle

Sbatti le uova intere con una forchetta e aggiungi le mandorle a lamelle le olive ed il lievito e mescola il tutto. Fai sciogliere la mozzarella e il formaggio philadelphia nel microonde per 2 minuti e aggiungili alle uova con le olive e le mandorle e il lievito e mescola bene il tutto.

Crea 6 pizzette rotonde con l'impasto e disponile distanziate tra loro su una teglia da forno e fai cuocere a 200 gradi per circa 20 minuti.

Cremoso keto allo yogurt e mirtilli

Ingredienti:

-200 ml panna da montare

-170 g yogurt greco bianco o ai frutti di bosco

-100 gr mirtilli

-dolcificante a piacere stevia o erititrolo

Preparazione:

Scalda per un paio di minuti i mirtilli con un paio di cucchiai d'acqua e aggiungi il dolcificante a tuo gusto. Togli dal fuoco e frulla con un frullatore ad immersione tipo minipimer e lascia raffreddare.

Nel frattempo monta la panna con le fruste elettriche e unisci lo yogurt greco, una volta raggiunta una densità consistente e cremosa unisci il composto di mirtilli alla crema mescolando leggermente.

Versa in 4 coppette e lascia raffreddare in frigorifero prima di servire.

Mousse di mascarpone cacao e mandorle

Ingredienti:

-3 tuorli d'uovo

-2 albumi

-250 gr mascarpone

-5 gocce di dolcificante (tic o altro tipo)

-cacao amaro in polvere

-mandorle a lamelle

Preparazione:

Monta i tuorli con il mascarpone e il dolcificante, poi separatamente monta gli albumi a neve ed aggiungili mescolando con delicatezza al composto precedente. Disponi la crema in 4 coppette e spolvera il tutto con il cacao amaro e cospargi sopra con qualche lamella di mandorle pelate. Fai raffreddare le coppette in frigorifero e servi freddo.

Crema catalana keto alla vaniglia

Ingredienti:

-250 ml panna da montare

-250 gr mascarpone

-4 tuorli d'uovo

-1 baccello di vaniglia o vaniglia in polvere

-50 gr eritritolo per dolcificare

Immergi il baccello di vaniglia o la vaniglia in polvere nella panna liquida e fai bollire.

Monta i tuorli con le fruste elettriche e aggiungi l'eritrolo e il mascarpone continuando a mescolare.

Aggiungi al composto la panna dopo averla fatta un poco raffreddare e aver tolto il baccello di vaniglia.

Metti il composto creato in sei stampini da soufflé e disponili in una teglia da forno riempita d'acqua fino a coprire 1/3 degli stampini.

Cuoci in forno a 180 gradi a bagnomaria per 50 minuti. Togli dal forno e fai raffreddare e conserva in frigorifero, prima di servire cospargi con un cucchiaino di eritritolo e brucialo con un bruciatore per creare la crosticina dorata.

CAPITOLO 8
ESERCIZI PER RISVEGLIARE IL METABOLISMO E TENERSI IN FORMA

Qui di seguito ti mostrerò alcuni semplici esercizi di attività fisica da eseguire comodamente a casa tua, li potrai abbinare al tuo nuovo piano alimentare di digiuno intermittente, e vedrai che ti aiuteranno non solo a mantenere attivo il tuo metabolismo, ma anche a mantenere il tuo corpo in forma e in salute; difatti l'attività fisica aumenta il dispendio di energia, il tutto andrà a unirsi agli effetti benefici del digiuno intermittente, con il risultato di un cambiamento positivo ancora più grande, cioè l'aumento della tua massa magra a svantaggio di quella grassa, il tutto per arrivare ancora più agevolmente all'obiettivo che ti sei prefissato, cioè ritornare in forma, mantenendoti al tempo stesso anche in perfetta salute.

Ti consiglio però, nel momento in cui ti alleni e segui la dieta del digiuno intermittente, di fare i tuoi allenamenti prima del pasto principale, in modo da non essere appesantito, e quindi con poche energie, e sarebbe inoltre consigliabile svolgere gli allenamenti preferibilmente al mattino, iniziando gli esercizi in modo leggero e aumentandone l'intensità gradualmente.

Potrai però talvolta cambiare gli orari in cui li esegui, se ad esempio andrai a correre o a passeggiare all'aria aperta potrai farlo quando ti rimarrà più comodo, in modo da non far abituare il tuo organismo sempre agli stessi ritmi.

Ti propongo qui dei semplici esercizi da fare in serie per consolidare e rassodare tutta la struttura muscolare del tuo corpo.

È possibile ripetere le sequenze una o più volte in base alla resistenza del tuo fisico, puoi in ogni caso iniziare lentamente andando ad aumentare le sequenze piano piano nel tempo, in modo da intensificare gradualmente l'allenamento.

Rassodamento glutei

Credo che possedere dei glutei alti e sodi sia il desiderio di tutti, in ogni caso realizzarlo non è poi così difficile, basta difatti eseguire gli esercizi giusti per rendere sodi i glutei aumentandone la massa e il tono muscolare, scopriamone alcuni insieme.

Slanci posteriori glutei

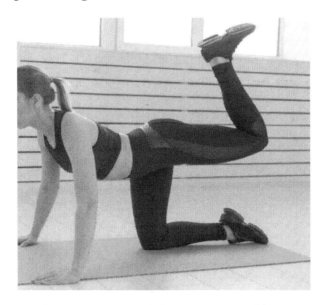

Puoi eseguire questo esercizio o a corpo libero oppure puoi decidere di farlo anche con delle cavigliere zavorrate o con degli elastici, aumentando chiaramente lo sforzo e il dispendio energetico. Mettiti carponi e slancia all'indietro una gamba che avrai piegato con il piede a martello, mantenendo una linea dritta con la schiena: alza quindi la gamba oltre la linea della schiena e riportala poi nella posizione di partenza. Ripeti l'esercizio in serie da 15 per 2 volte per gamba.

Slanci laterali glutei

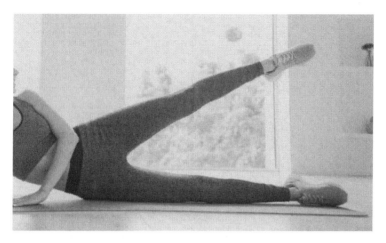

Stenditi dapprima su di un fianco e appoggia la testa sul braccio che hai a terra. Porta l'altro braccio sopra al fianco e appoggia la mano a terra, quindi alza la gamba verso l'alto e abbassala, senza farla toccare sulla gamba che è appoggiata a terra. Fai 10 serie poi cambia gamba eseguendo l'esercizio sull'altro fianco e ripetilo per 3 serie su ogni lato.

Sollevamento bacino glutei

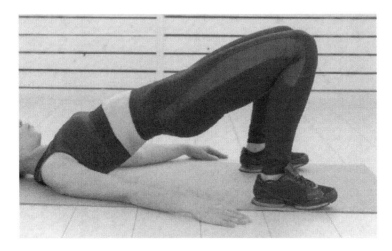

Mettiti a terra e distendi le braccia lungo il corpo, poi piega le gambe mantenendo la pianta del piede ben appoggiata a terra. Alza quindi il bacino verso l'alto in modo che il tuo corpo assuma una forma triangolare e lascia le spalle attaccate a terra. Abbassa il bacino senza far toccare il sedere sul pavimento e poi risolleva ripetendo l'esercizio. Fai delle serie da 15 sollevamenti per 3 volte.

Esercizi per gli addominali

Gli addominali sono un'altra parte del corpo molto importante da allenare in quanto spesso ci si ritrova con una pancetta non molto simpatica da sfoggiare, risolvere questo problema può sembrarci difficile, ma non è impossibile, per questo ti propongo degli esercizi per gli addominali mirati ad ottenere un addome più piatto e tonico che andrà a migliorare ancora di più seguendo il piano alimentare qui consigliato, a poco a poco sarà facile inserirli nella tua quotidianità e farli diventare un vero e proprio stile di vita più sano ed efficace, per ottenere in breve tempo i risultati desiderati.

Allenamento addominali a terra pedalata

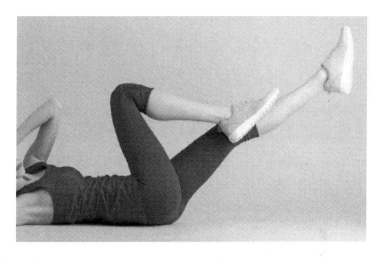

Sdraiati con la schiena a terra e solleva le gambe in modo da mimare quando si pedala in bicicletta, cercando di distendere le gambe il più possibile. Tieni le braccia piegate dietro la nuca e cerca di non toccare mai a terra con i talloni. In questo modo si andranno a contrarre i muscoli addominali che inizieranno a lavorare. Fai l'esercizio per qualche minuto.

Per sviluppare inoltre l'equilibrio e la resistenza, si possono usare attrezzi cedevoli, può andare bene anche un semplice cuscino che abbiamo in casa, in alternativa è possibile acquistare basi instabili di gomma morbida, che ci aiutano a contrastare lo sbilanciamento del corpo ed a mantenere una postura corretta.

Allenamento addominali, cosce e glutei con lavoro sull'equilibrio

Lavorando sull'equilibrio si potenziano molto gli addominali, inoltre questo esercizio è utile per far lavorare al tempo stesso, e in modo completo, anche tutta la restante muscolatura del corpo.

Puoi utilizzare per questo esercizio un semplice cuscino che usi abitualmente per dormire, e lo potrai utilizzare per tonificare sia gli addominali che per i glutei e le gambe.

Per gli addominali siediti su cuscino e stacca le gambe e i piedi dal pavimento e rimani in equilibrio, rimani fermo con le braccia aperte tirando i muscoli addominali e mantieni la posizione quanto più a lungo riesci. Ripeti l'esercizio più volte.

Per tonificare le gambe siedi su una sedia con i piedi appoggiati bene a terra e metti il cuscino tra le tue gambe all'altezza delle ginocchia, ora inizia a esercitare una pressione stringendo le gambe in modo da comprimere il cuscino. Esegui 10 ripetizioni da 5 secondi per 3 volte.

Per tonificare i glutei sdraiati su un tappeto o tappetino fitness, metti il cuscino tra le gambe che avrai prima piegato e solleva i glutei dal pavimento stringendo al tempo stesso il cuscino tra le gambe. Esegui 10 ripetizioni da 5 secondi per 3 volte.

Esercizi per l'interno coscia

Questo è un allenamento specifico per l'interno coscia, per far sì che l'esercizio sia ancora più efficace puoi utilizzare delle cavigliere zavorrate, ma se non le hai in casa puoi eseguirlo tranquillamente anche senza.

L'interno coscia è un punto critico per alcune di noi, ma non temete, questi sono tutti esercizi semplici ma al tempo stesso molto funzionali.

Esercizio da eseguire sdraiati per interno coscia

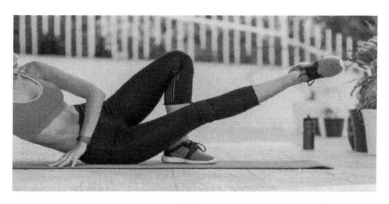

Stenditi a terra possibilmente su un tappetino e posizionati sul lato destro, col gomito destro appoggiato a terra e la mano che sorregge la testa. Piega la gamba sinistra e appoggia il piede e terra dietro al ginocchio destro.

Solleva su e giù la gamba destra tesa mantenendo la punta del piede a martello e alterna poi l'esercizio sull'altro fianco.

Fai l'esercizio per 15 slanci e ripeti per 2 volte per ogni lato.

Gambe in alto esercizio apri e chiudi per rassodare l'interno coscia

Continuiamo a rendere sodo l'interno coscia con quest'altro esercizio:

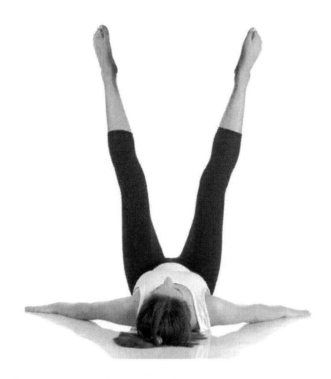

Distenditi a terra con le braccia lungo i fianchi e porta le gambe unite tese verso l'alto. Apri e chiudi le gambe mantenendole distese. Se puoi, mettiti vicino ad una parete e spostati di qualche centimetro dal muro col bacino e con le gambe. Ripeti 10 volte gli slanci per 2 serie.

Allenamento braccia

Eccoti adesso degli esercizi per le braccia che sono infatti come gli addominali ed i glutei una parte del corpo che tutti amiamo avere tonica, infatti purtroppo è spesso la prima a subire le conseguenze di un aumento di peso o di una scarsa attività fisica, inoltre subisce anche una notevole perdita di tono con l'avanzare dell'età, quindi vediamo qui di seguito gli esercizi per poter esibire una '' prova canottiera'' perfetta.

Allenamento braccia con la sedia

Questo allenamento dedicato alla parte superiore del corpo si avvale dell'utilizzo di una sedia. Per tonificare le braccia infatti non servono sempre grandi pesi o attrezzi particolari, il peso del nostro corpo è più che sufficiente.

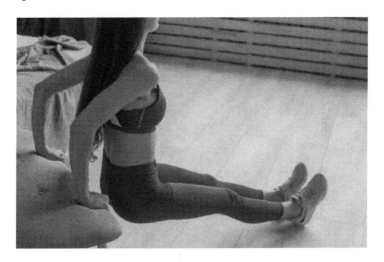

Appoggia i palmi delle mani sul bordo della sedia e metti le gambe davanti a te con i piedi appoggiati bene a terra.

Piega le braccia e vai con il bacino verso terra fino a quanto riesci facendo attenzione a non inarcare la schiena che deve restare più dritta possibile poi risali facendo forza sulle braccia. Ripeti l'esercizio per 10 piegamenti per 2 serie.

Allenamento braccia con pesi

Ecco un altro semplice esercizio per rassodare le braccia molto semplice che può essere eseguito con piccoli pesi che puoi trovare molto facilmente in negozi sportivi o in mancanza di questi vanno benissimo anche semplici bottiglie di acqua piene.

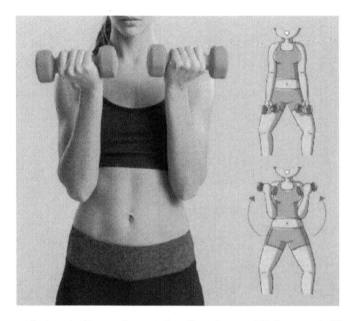

Si parte da in piedi, con le gambe divaricate all'altezza del bacino e le ginocchia leggermente flesse.

Afferra i pesi o le bottiglie d'acqua con una presa salda e tieni le braccia distese. Da questa posizione, piegale verso il petto mantenendo i gomiti fermi e poi distendile di nuovo verso il basso.

Mentre esegui tutto l'esercizio sforzati di mantenere la schiena diritta e gli addominali contratti per proteggere la zona lombare. Inspira ed espira regolarmente e non trattenere il respiro e esegui i movimenti lentamente. Fai 3 serie da 10 ripetizioni.

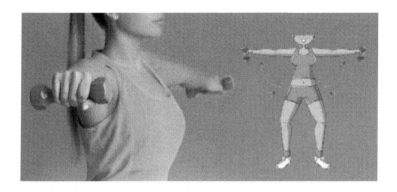

Esegui successivamente lo stesso esercizio allargando le braccia verso l'esterno, in piedi, sempre con le gambe leggermente divaricate e flesse, afferra i pesi in mano, apri e chiudi le braccia fino all'altezza delle spalle, esegui 3 serie da 10 ripetizioni.

_____

Come vedi ci sono molti modi per integrare il tuo nuovo piano alimentare di dieta chetogenica in modo da dare una sferzata di energia al tuo metabolismo, e sicuramente un'ottima modalità è farlo mantenendoti attivo e in movimento, con esercizi semplici ma funzionali come quelli che ti ho appena descritto e che potrai fare in poco più di 20 minuti a casa tua, senza necessariamente dover iscriverti in palestra o spendere soldi per costosi attrezzi.

Qui sopra ti ho descritto esercizi fitness molto facili da eseguire, poi con il tempo a tua discrezione potrai intensificare il numero delle serie, in modo da far sì che il tuo metabolismo si attivi e lavori sempre più intensamente.

Potrai inoltre variare il tipo di allenamento andando qualche volta a correre all'aria aperta, o utilizzando talvolta, se li hai già in casa o la cyclette o il tapis roulant, o semplicemente basterà camminare a passo veloce all'aperto, in modo che il tuo metabolismo sia spinto a variare tipologie di allenamenti, e ad adattarsi a varie e molteplici situazioni andando a evitare monotone routine, per questo potrai cambiare anche gli orari in cui li pratichi, in modo da far sì che l'organismo non si abitui sempre agli stessi ritmi. Questi semplici esercizi fisici serviranno in primo luogo a farti sentire più dinamico e in forma, e poi, in sinergia con il nuovo piano alimentare che adotterai praticando la dieta chetogenica, porteranno a compimento il tuo obiettivo di tornare in forma velocemente, rendendolo in breve tempo una concreta e tangibile realtà.

CAPITOLO 9

DOMANDE FREQUENTI SULLA DIETA CHETOGENICA

L a dieta chetogenica suscita spesso molte domande e curiosità tra coloro che desiderano intraprenderla. In questa sezione, cercherò di rispondere alle domande più frequenti riguardanti la dieta chetogenica e il suo processo di adattamento.

Quali sono le sensazioni nella prima fase di questa dieta?

Nella fase iniziale della dieta chetogenica, alcune persone possono sperimentare una serie di sensazioni e sintomi, noti comunemente come "influenza cheto" o "influenza da carboidrati". Questi sintomi possono includere affaticamento, mal di testa, stanchezza, vertigini e irrequietezza. Alcune persone potrebbero avvertire anche una leggera nausea o crampi muscolari.

Questi sintomi sono il risultato del corpo che si adatta alla nuova fonte di energia (chetonica) dopo la drastica riduzione dei carboidrati. Tuttavia, è importante sottolineare che non tutte le persone sperimentano questi sintomi e, se lo fanno, di solito scompaiono nel giro di pochi giorni o più raramente di qualche settimana.

Dopo quanto tempo ci si adatta alla dieta Chetogenica?

Il processo di adattamento alla dieta chetogenica, noto anche come "entrare in chetosi", può andare a variare da persona a persona. In genere, il corpo ha bisogno di alcuni giorni per esaurire le riserve di glicogeno e iniziare a produrre chetoni per l'energia. Questo periodo può durare da 2 a 7 giorni.

Durante questa fase, alcune persone possono avvertire gli effetti dell'influenza cheto menzionati in precedenza, ma una volta che il corpo si adatta alla produzione di chetoni, molti dei sintomi scompaiono e ci si sente più energici e concentrati.

Come puoi capire se sei in uno stato di chetosi?

Ci sono diversi modi per capire se il tuo corpo è in uno stato di chetosi:

• Strisce per la chetosi: Puoi utilizzare strisce reattive per la chetosi (o ketostix) per misurare i livelli di chetoni nelle urine. Tuttavia, è importante notare che questo metodo può non essere sempre preciso, in quanto il corpo può diventare più efficiente nell'utilizzo dei chetoni e ridurre l'escrezione nelle urine.

• Misuratore di chetoni nel sangue: Per una misurazione più accurata dei livelli di chetoni, puoi utilizzare un misuratore di chetoni nel sangue. Questo dispositivo ti fornirà una lettura dei livelli di chetoni nel sangue, che è il metodo più affidabile per determinare se sei in chetosi.

• Sintomi: Alcune persone possono notare alcuni sintomi che

indicano lo stato di chetosi, come alito fruttato, diminuzione dell'appetito e aumento dell'energia.

Bisogna limitare le calorie?

La dieta chetogenica si basa principalmente sulla riduzione dei carboidrati e l'aumento dell'apporto di grassi sani. Il conteggio delle calorie non occorre in quanto il focus principale nella dieta chetogenica è sulla composizione dei macronutrienti.

Tuttavia, è importante sottolineare che la dieta chetogenica non è una licenza per mangiare quantità eccessive di cibo ad alto contenuto di grassi. Occorre mangiare in modo intuitivo e sano, ascoltare il proprio corpo per capire quando si è soddisfatti, e mantenere sempre un bilanciamento corretto dei macro nutrienti.

Quando si rischia di uscire dallo stato di chetosi?

Il rischio di uscire dallo stato di chetosi dipende principalmente dal consumo di carboidrati. Poiché la chetosi si verifica quando il corpo è privo di carboidrati o ha un basso apporto di carboidrati, consumare una quantità significativa di carboidrati può interrompere lo stato di chetosi.

La soglia di carboidrati può variare da persona a persona, ma in generale, superare i 50 grammi di carboidrati al giorno può essere sufficiente per far uscire il corpo dalla chetosi. È importante monitorare attentamente l'apporto di carboidrati per mantenere la chetosi, specialmente nelle fasi iniziali della dieta chetogenica.

Questa dieta aiuta la perdita di peso e migliora i livelli di zucchero nel sangue?

Sì, la dieta chetogenica può essere efficace per la perdita di peso e il miglioramento dei livelli di zucchero nel sangue. Riducendo drasticamente l'apporto di carboidrati e aumentando l'assunzione di grassi sani, il corpo entra in uno stato di chetosi, dove brucia i grassi immagazzinati per produrre energia.

La chetosi è stata associata a una maggiore sazietà, che può aiutare a ridurre l'appetito e a limitare l'assunzione calorica. Ciò, a sua volta, può favorire la perdita di peso.

Inoltre, la dieta chetogenica può avere effetti benefici sulla sensibilità all'insulina e sulla regolazione del glucosio nel sangue, potenzialmente aiutando le persone con diabete di tipo 2 o resistenza all'insulina a gestire meglio i livelli di zucchero nel sangue.

Gli sportivi possono seguire questa dieta?

La dieta chetogenica è stata oggetto di dibattito riguardo alla sua idoneità per gli atleti e gli sportivi. Molti atleti seguono una dieta ricca di carboidrati per sostenere prestazioni ad alta intensità e di lunga durata.

Tuttavia, ci sono alcune evidenze che suggeriscono che gli atleti possono adattarsi alla dieta chetogenica e mantenere prestazioni ottimali, specialmente in attività aerobiche a intensità moderata.

La dieta chetogenica potrebbe non essere ideale per attività anaerobiche ad alta intensità, come sprint o sollevamento pesi, poiché questi tipi di esercizio richiedono una maggiore dipendenza dai carboidrati come fonte di energia immediata.

Gli atleti che desiderano sperimentare la dieta chetogenica dovrebbero farlo con attenzione e sotto la guida di un professionista sanitario o un nutrizionista esperto in sport e dieta chetogenica.

Qual è la differenza fra la dieta Low Carb e la dieta Chetogenica?

La dieta chetogenica e la dieta low carb (a basso contenuto di carboidrati) condividono la caratteristica di ridurre l'apporto di carboidrati, ma ci sono alcune differenze chiave tra le due.

La dieta chetogenica è estremamente bassa nei carboidrati, generalmente limitando l'apporto a meno di 50 grammi al giorno, con un'attenzione particolare all'aumento dei grassi sani e delle proteine.

D'altra parte, la dieta low carb è più flessibile e permette un maggiore apporto di carboidrati rispetto alla dieta chetogenica. Solitamente, le diete low carb possono includere circa 50-150 grammi di carboidrati al giorno, a seconda delle esigenze individuali e degli obiettivi.

Inoltre, la dieta chetogenica mira specificamente a indurre lo stato di chetosi, mentre la dieta low carb può non necessariamente far entrare il corpo in chetosi.

CONCLUSIONI

In queste pagine abbiamo esplorato i molteplici aspetti della dieta Chetogenica, scoprendo il suo potenziale rivoluzionario per la nostra salute e il nostro benessere. Abbiamo visto come la riduzione dei carboidrati e l'aumento dei grassi sani possano portare il nostro corpo in uno stato di chetosi, in cui bruciamo i grassi come fonte primaria di energia. Questo stato metabolico ha dimostrato di offrire numerosi benefici, dalla perdita di peso alla stabilizzazione dei livelli di zucchero nel sangue, migliorando la resistenza fisica e persino potenziando la funzione cerebrale.

La dieta Chetogenica si è dimostrata flessibile e adattabile a molte esigenze, rendendola una scelta ideale per coloro che cercano un cambiamento significativo nel proprio stile di vita. Dalle ricette gustose e facili da preparare ai consigli su cosa bere e cosa includere nella tua lista della spesa, ho cercato di fornirti una guida completa e pratica per abbracciare questa dieta con successo.

Ho esaminato in dettaglio i vari alimenti e i loro benefici, consentendoti di capire al meglio come seguire questo regime alimentare in modo equilibrato ed efficace, in quanto il mio obiettivo era di farti scoprire che è possibile gustare un'ampia varietà di cibi e mantenere il piacere di mangiare, mentre si rimane fedeli ai principi della dieta.

Abbiamo anche visto come l'esercizio fisico sia un ottimo complemento alla Dieta Chetogenica, poiché può accelerare la transizione verso la chetosi e aiutare a mantenere il metabolismo attivo e in forma. Con l'equilibrio giusto tra nutrizione e movimento, si possono massimizzare i benefici di questa dieta, e si può migliorare la nostra salute complessiva.

Ho inoltre nel corso del libro, cercato di chiarire tutti i dubbi, e di dare risposte alle domande più frequenti sulla dieta Chetogenica, fornendo spiegazioni dettagliate su come si entra in chetosi, come riconoscerla e come mantenerla, in un lungo excursus soffermandoci molto sugli alimenti base della dieta, ed esplorando i potenziali rischi e i numerosi vantaggi per approcciarsi ad essa.

Spero quindi, in conclusione, che questo libro ti abbia fornito tutte le informazioni di cui hai bisogno per iniziare e mantenere questa dieta in modo efficace. Ho cercato di fornirti una guida facile da consultare, completa e dettagliata, affinché tu possa raggiungere i tuoi obiettivi di salute e benessere.

La dieta chetogenica può essere un percorso impegnativo, ma con determinazione e dedizione, sono sicura che potrai ottenere i risultati desiderati. Ricorda sempre di consultare un medico o un nutrizionista prima di iniziare qualsiasi tipo di dieta o di regime alimentare, per adattarla al meglio a te e personalizzarla.

Mi auguro inoltre che questo libro possa essere una risorsa preziosa per te, una guida che puoi tenere sempre al tuo fianco e presente durante il tuo percorso. Che tu stia cercando di perdere peso, migliorare la tua salute o aumentare i tuoi livelli di energia, spero che le informazioni contenute in queste pagine ti siano state utili.

Per concludere, voglio condividere con te una citazione che mi ha ispirato durante la stesura di questo libro: "*Il successo arriva quando ciò che desideri diventa una parte inseparabile di te stesso*". Spero che questa citazione ti ricordi l'importanza di mantenere sempre alta la tua motivazione, e di perseguire i tuoi obiettivi con passione e dedizione.

Ti auguro il meglio nel tuo percorso verso una vita sana e felice, che tu possa raggiungere tutti i tuoi obiettivi e che questa dieta chetogenica ti porti i risultati che desideri!

Grazie di avermi accompagnato in questo viaggio insieme,

Sara Di Pietro

Gentile lettore, grazie di aver acquistato uno dei miei libri, noi autori abbiamo bisogno dei vostri feedback, allo scopo di migliorare il nostro lavoro ed essere gratificati quando riceviamo recensioni positive. Per questo ti chiedo gentilmente, se hai apprezzato la mia opera, **di lasciare una recensione positiva sulla pagina dove hai acquistato il libro.**

Inoltre **vorrei farti un regalo, ti vorrei regalare un pdf con un Diario Alimentare Completo di 90 giorni,** devi solo richiederlo semplicemente, per poi stamparlo e segnare i tuoi fantastici progressi nel tempo, manda una mail alla mia segreteria e ti verrà subito inviato nella mail di risposta:

fabriprince80@gmail.com

Puoi inoltre seguire la mia pagina **Instagram** di ricette facili Light

Ricettefacili.light

Ricorda, **abbi sempre cura del tuo corpo perché è l'unico posto dove dovrai vivere per sempre!**

Grazie ancora,

Sara Di Pietro

INFORMAZIONI SULL'AUTRICE

Sara Di Pietro è una professionista specializzata in alimentazione e benessere, con una vasta esperienza nel campo della nutrizione e della salute. Dopo la laurea ha iniziato a lavorare come coach con consulenze alimentari per aiutare le persone a ritrovare la propria linea e a migliorare la loro salute. Grazie alla sua passione per la scrittura e l'approfondimento degli argomenti legati all'alimentazione, ha deciso di diventare anche autrice di libri, focalizzandosi soprattutto sulle diete e sui regimi alimentari per il benessere del corpo e della mente. I suoi libri sono diventati una fonte di ispirazione per molte persone che desiderano migliorare la propria alimentazione e raggiungere uno stato di salute ottimale, facendo diventare l'autrice una figura di riferimento nel mondo della nutrizione e del benessere.

DIGIUNO INTERMITTENTE

-FACILE-

La guida più completa per perdere peso velocemente, riattivare il metabolismo e dimagrire in modo sano per vivere più a lungo.

Bonus Inclusi: Piano alimentare 21 giorni, Esercizi Fitness, Ricette Risveglia Metabolismo e Diario Alimentare

Sara Di Pietro

dall'uso delle informazioni contenute nel presente documento, inclusi, ma non limitati a, - errori, omissioni o imprecisioni.

DISCLAIMER: Si prega di notare che il contenuto di questo libro è esclusivamente per scopi educativi e di intrattenimento. Ogni misura è stata presa per fornire informazioni accurate, aggiornate e completamente affidabili. Non sono espresse o implicate garanzie di alcun tipo. I lettori riconoscono che il parere dell'autore non è da sostituirsi a quello legale, finanziario, medico o professionale.

INTRODUZIONE

Benvenuta/o, caro lettore o lettrice, se sei qui, ed hai acquistato questo libro è perché tu, di sicuro, ti trovi nella stessa situazione in cui mi sono trovata anche io, non molto tempo fa, quando mi guardavo allo specchio e assolutamente non mi piaceva quello che vedevo!

Ho provato molte diete nella mia vita, essendomi trovata spesso purtroppo in sovrappeso, sia quando studiavo all'università, sia quando poi con il lavoro sedentario, mi capitava soprattutto nella stagione invernale di perdere il mio peso forma, per non parlare poi del periodo di lockdown, in cui veramente ho toccato il fondo, tanto da non riuscire quasi più a specchiarmi!

Bene posso dirti con sincerità di essermi addirittura specializzata post laurea in nutrizione, e ti assicuro che la dieta che mi ha fatto ottenere più risultati duraturi nel tempo, è stata di sicuro quella del Digiuno Intermittente.

Quindi ora sono a condividere con te tutti i benefici, i miei segreti e alcune facili ricette, perché anche tu possa raggiungere i miei stessi risultati, riuscendo finalmente ad ottenere la forma fisica da te desiderata, rimanendo al tempo stesso attiva/o e in salute, proprio come mi sento io in questo momento, quindi ora ti chiedo: sei pronta/o a scoprire come il digiuno intermittente può cambiare la tua vita in meglio?

Il digiuno intermittente è una pratica alimentare che ti aiuterà a migliorare la tua salute, a perdere peso e aumentare notevolmente la tua energia.

In questo libro, ti guiderò alla scoperta della dieta intermittente, spiegandoti come funziona e quali sono i suoi effetti sul tuo corpo e sulla tua mente, inoltre alla fine del libro ho allegato un vero e proprio diario alimentare, in modo che tu possa segnarci i progressi in termini di perdita di peso, step by step, grazie proprio al tuo nuovo piano alimentare.

So che la pratica del digiuno intermittente può sembrare all'inizio complicata e intimidatoria, ma non preoccuparti! Ho incluso anche tante deliziose ricette, e un piano alimentare semplice e dettagliato, per aiutarti a iniziare in modo facile e piacevole, e a raggiungere risultati duraturi nel tempo.

Sono convinta che il digiuno intermittente può apportare un cambiamento positivo nella tua vita, per questo ti invito ad accompagnarmi in questo viaggio verso la salute e il benessere, e a scoprire tutti i meravigliosi benefici che questo nuovo regime alimentare potrà offrirti.

Insieme, esploreremo il mondo della dieta intermittente, e ti fornirò tutte le informazioni di base e gli strumenti giusti per iniziare, oltre anche a pratici esercizi fitness da fare comodamente a casa, ad un piano alimentare da seguire, e gustose ricette facili da realizzare.

Quindi ora andiamo insieme alla scoperta di questo interessante mondo, all'inizio ti fornirò anche indicazioni scientifiche e tecniche, che potranno sembrarti un po' noiose, ma serviranno a spiegarti come funziona l'organismo umano, e quindi il tuo corpo, e a farti capire perché il digiuno funziona così bene, in termini di perdita di peso e di raggiungimento di una salute ottimale, a questo punto possiamo iniziare, ti auguro una buona lettura!

CAPITOLO 1

PERDI PESO E COSTRUISCI MUSCOLI GRAZIE A UNA TRADIZIONE CURATIVA ANTICA E TESTATA NEL TEMPO

L e esigenze e le responsabilità della vita moderna oggi, hanno portato spesso a diversi problemi di salute, soprattutto quando si è troppo distratti e presi dalla frenesia quotidiana, da trascurare l'importanza di uno stile di vita equilibrato e di abitudini alimentari sane. Questo è proprio quello che è capitato anche a me, troppo presa dagli impegni giornalieri, o talvolta troppo distratta da svariate banalità, come perdere tempo sui social come Instagram o Facebook, tanto da perdere di vista non solo la mia forma fisica, ma addirittura la mia generale salute.

Il più delle volte infatti, ti accorgi dei lenti cambiamenti che avvengono nel tuo corpo, ma sei troppo impegnato per intervenire e porvi rimedio. L'unico momento in cui deciderai di fare qualcosa per risolvere i tuoi problemi, purtroppo, è quando la situazione sta peggiorando talmente tanto da non poterla risolvere in modo rapido ed efficiente, ma ci vorrà molto più tempo ed impegno, come è capitato appunto anche a me, in prima persona.

È così che essendomi trovata in questa situazione, ho cominciato la ricerca di soluzioni efficaci, per poter uscirne al più presto, dato che non mi entravano più i vestiti dell'anno precedente, e cosa ancor

161

più grave non mi piacevo più, e non riuscivo mai, anche quando mi preparavo e mi curavo per qualche occasione speciale, a sentirmi bella e seducente.

A questo punto ho iniziato a chiedermi: chissà quale programma di dieta, o allenamento fitness funziona davvero? Ce ne sono tonnellate e tonnellate in circolazione che non sapevo davvero quale scegliere...

Ora so che la risposta è molto semplice. Insegna al tuo corpo a guarire da solo, e a perdere peso imparando quando mangiare, e quando smettere di mangiare.

Indirizza il tuo corpo, la tua mente e il tuo spirito verso la guarigione e la perdita di peso.

Imparare quando mangiare e quando smettere di mangiare è una pratica chiamata Digiuno Intermittente (in inglese IF che sta per Intermittent Fasting) spesso qui userò questa abbreviazione. Questo concetto non è nuovo. È un metodo utilizzato da moltissime persone in tutto il mondo da sempre. Per la maggior parte della nostra storia infatti gli esseri umani hanno trascorso lunghi periodi senza mangiare per vari motivi, tra cui motivi religiosi, oppure quando la fonte di cibo era scarsa.

In effetti, se ci pensi quando dormiamo, inavvertitamente digiuniamo.

Digiuniamo quando dormiamo? Sì, certo! Se di solito infatti mangi la cena entro le 8 di sera e fai colazione alle 8 del mattino in cui ti svegli, stai digiunando per 12 ore e mangiando nell'intervallo delle altre 12 ore. Questo metodo di digiuno viene chiamato "digiuno 12/12", e diciamo può essere definita la variante più leggera del digiuno intermittente. Non è una notizia fantastica? Puoi digiunare anche mentre dormi! Se decidi di praticare questo metodo, e ad esempio scegli questa forma di digiuno, inizierai a vedere dei risultati e non dovrai fare nemmeno alcuno sforzo.

Ma il digiuno non è un'esclusiva degli esseri umani: anche gli animali digiunano talvolta quando sono malati o stressati e, a volte, quando si sentono leggermente a disagio. Il digiuno è una tendenza naturale di ogni organismo, sia animale che umano, e talvolta serve per gli animali ad esempio, a conservare l'energia per averla poi disponibile nei momenti critici, o quando cercano l'equilibrio e il riposo.

Un breve sguardo alla storia del digiuno

Ippocrate, Galeno, Socrate, Platone e Aristotele, oltre ai primi grandi guaritori, pensatori e altri filosofi, hanno tutti elogiato i benefici del digiuno per la guarigione, e la terapia della salute. Paracelso, uno dei tre padri della medicina occidentale, disse: "Il digiuno è il più grande rimedio: il medico interiore".

I primi gruppi spirituali e religiosi digiunarono come parte dei loro riti e cerimonie, soprattutto durante gli equinozi di autunno e primavera. Quasi tutte le religioni dominanti osservano il digiuno per ottenere vari benefici spirituali.

Le tradizioni indiane del Nord e del Sud America, l'Induismo, il Buddismo, l'Islam, lo Gnosticismo, l'Ebraismo e il Cristianesimo utilizzano una forma di digiuno o un'altra, per il sacrificio o il lutto, per la penitenza, la visione spirituale o la purificazione.

Le pratiche yogiche, tra cui il digiuno, risalgono a migliaia di anni fa. Paramahansa Yogananda, un famoso yogi e guru, disse: "Il digiuno è un metodo naturale di guarigione". Allo stesso modo, l'Ayurveda, antica pratica di guarigione, include il digiuno come parte della sua terapia.

Tuttavia, successivamente, la medicina scientifica divenne dominante e sviluppò farmaci migliori.

Così nel tempo il digiuno e altri metodi di guarigione naturopatici sono usciti di scena, ma negli ultimi anni e dopo numerosi studi, in particolare dell'Istituto di Longevità dell'University of Southern California, e della fondazione Umberto Veronesi di Milano, si è stabilito che digiunare a fasi alterne può allungare anche l'aspettativa di vita media, ed è anche per questo motivo che oggi molte persone, alla ricerca di soluzioni per la salute, associata anche ad una perdita di peso, hanno riportato in auge questa pratica del digiuno intermittente.

Il digiuno moderno

L'antica e collaudata tradizione curativa del digiuno intermittente è tornata alla ribalta, e sta guadagnando al giorno d'oggi moltissima popolarità, tanto da essere praticata anche da molti sportivi e da numerosi personaggi famosi. Tra il 1895 e il 1985, il medico Herbert

Shelton ha seguito e supervisionato i digiuni di oltre 40.000 persone. Nel corso del secolo ha concluso che il digiuno è un processo radicale e fondamentale, più antico di qualsiasi pratica di guarigione del corpo, un metodo istintivo quando un organismo è malato.

Anche se l'IF (intermittent fasting) è una pratica antica quanto la stessa razza umana, la scienza moderna e gli studi più recenti hanno rivelato che sapere quando mangiare e quando smettere di mangiare, crea significativi cambiamenti positivi nell'organismo, resettando il sistema nervoso e il sistema immunitario.

L'intero organismo aumenta infatti la sua capacità di funzionare ad alti livelli, sia mentalmente che fisicamente. In effetti, molte ricerche supportano i molteplici benefici dell'IF per la salute.

L'astinenza dal cibo è ormai assodato che mantiene la mente e la memoria allenate, riduce il rischio di varie malattie e conserva le cellule del corpo in salute. Uno studio intitolato "The Scientific Evidence Surrounding Intermittent Fasting" ('Le prove scientifiche che circondano il digiuno intermittente'), condotto da Amber Simmons, Ph.D., ha evidenziato che il digiuno intermittente, insieme alla restrizione calorica, è un metodo molto efficace per promuovere la perdita di peso nei soggetti obesi e in sovrappeso.

Ricorda che digiunare non significa morire di fame

Quando le persone sentono la parola digiuno, spesso pensano che sia sinonimo di patire la fame, e ti posso assicurare che io per prima facevo parte di queste persone, tanto che all'inizio rifiutavo mentalmente l'idea di iniziare questa pratica. Con il tempo ho capito però, quanto questa idea sbagliata, possa spesso portare le persone fuori strada, tanto da preferire e scegliere altri metodi di dieta mai sentiti, esotici e a volte complicati e totalmente inefficaci.

In effetti il digiuno è una pratica in cui si pianificano strategicamente i periodi in cui "mangiare" e "smettere di mangiare", quindi possiamo tranquillamente dire che la chiave dell'IF è la "disciplina", non la fame.

Insegna al tuo corpo a bruciare glucosio e grassi

Il digiuno intermittente infatti possiamo dire che non è una dieta in sé, ma un metodo che insegna al tuo corpo a suddividere la giornata in periodi di "alimentazione" e periodi di "digiuno".

In che modo quindi imparare quando mangiare e quando non mangiare, può aiutare una persona a perdere peso? Te lo spiego qui di seguito.

Ricalibrare un sistema dipendente dal cibo

Nel nostro corpo l'organismo metabolizza i grassi e il glucosio, provenienti dagli alimenti consumati, come fonte primaria di energia. I carboidrati sono la fonte primaria di glucosio. Quando mangi una dieta ricca di carboidrati, questi vengono scomposti nella forma più semplice chiamata glucosio. Questa sostanza circola liberamente nel flusso sanguigno e raggiunge ogni cellula del tuo corpo come fonte di energia. Quando mangi, fornisci al tuo corpo una quantità di glucosio sufficiente a sostenere l'organismo per 3-4 ore.

Il glucosio in eccesso viene immagazzinato nel fegato e nei muscoli e diventa la fonte secondaria di energia dell'organismo. Quando le cellule esauriscono il glucosio libero circolante nel sangue, l'organismo scompone e metabolizza il glicogeno immagazzinato, e lo trasforma in glucosio. Il glicogeno è il motivo per cui non è necessario mangiare ogni 15-20 minuti. Infatti, le scorte di glicogeno del tuo corpo possono sostenerti per 6 o 24 ore dopo l'ultimo pasto.

Il problema inizia quando si consumano quantità eccessive di carboidrati, perché accade che il tuo corpo esaurisce la capacità di immagazzinare il glicogeno, quindi il fegato lo converte in tessuto adiposo, trigliceridi o grasso da immagazzinare a lungo termine. Poiché l'organismo si rifornisce continuamente di energia, consumando 3 pasti e talvolta 2 o 3 spuntini intermedi, le cellule hanno sempre un eccesso di glucosio, che viene convertito in altro glicogeno nel fegato, e di conseguenza in grasso nell'organismo.

Questa breve spiegazione scientifica serve a farti vedere il quadro più chiaro. Cioè la maggior parte di noi consuma più energia di quanta ne possa utilizzare il nostro corpo, quindi il sistema la immagazzina sotto forma di glicogeno e grasso corporeo.

Inoltre quasi tutti, tendiamo sempre a mangiare appena sentiamo un po' di fame, senza dare alle nostre cellule la possibilità di utilizzare i combustibili immagazzinati. In questo modo, finiamo per aggiungere sempre più glicogeno e tessuto adiposo nel nostro sistema, il che porta a diversi problemi di salute, tra cui il diabete, il sovrappeso, le malattie cardiovascolari, e altre malattie correlate all'alto contenuto di zuccheri e grassi nell'organismo.

Inoltre, quando mangiamo in continuazione, il nostro corpo si abitua a un apporto costante di glucosio in circolo, il che potrebbe portare all'insulino-resistenza: si tratta di una condizione in cui l'organismo è ripetutamente sottoposto a livelli elevati di zuccheri e di insulina nel sangue, fino a quando il tuo sistema non produce più insulina sufficiente per metabolizzare il glucosio o diventa resistente al suo effetto.

Trasforma il tuo corpo in una macchina brucia zuccheri e grassi

Come ti ho già enunciato poco fa, il semplice principio alla base del digiuno intermittente è la "disciplina". Non alimentarsi o mangiare per periodi di tempo, dà al corpo la possibilità di bruciare il glucosio e il grasso in eccesso e immagazzinato. Praticare il digiuno intermittente ricalibra il tuo corpo, trasformandolo da un sistema dipendente dal cibo, a una macchina per bruciare zuccheri e grassi.

Il corpo umano è un meccanismo fantastico, e con un sistema sviluppato che gli permette di affrontare i periodi di scarsa alimentazione. Per sostenere il fabbisogno di energia, il corpo subisce i 5 processi o fasi che ti spiegherò qui di seguito.

Alimentazione

Mangiare cibo aumenta i livelli di insulina dell'organismo, permettendo ai tessuti del corpo di utilizzare il glucosio come energia. Durante questa fase, il fegato immagazzina l'eventuale eccesso come glicogeno al suo interno. Quando il deposito di glicogeno nel fegato è pieno, l'organo trasforma l'eccedenza in trigliceridi o grassi per conservarli a lungo.

Crollo del glicogeno

Entro 6-24 ore dal pasto, il livello di insulina inizierà a scendere.

Durante questo periodo, l'organismo inizierà a metabolizzare il glicogeno immagazzinato sotto forma di glucosio.

Questa fonte secondaria di glucosio nel fegato può sostenere l'organismo per circa 24 ore.

Gluconeogenesi

Dopo circa 24 ore o 2 giorni senza una fonte di glucosio, l'organismo utilizza gli aminoacidi, la forma semplice delle proteine, per produrre nuovo glucosio durante il processo chiamato "gluconeogenesi". In una persona non diabetica, i livelli di glucosio si abbassano ma rimangono nella norma.

Chetosi

Dopo 2 o 3 giorni senza cibo, i bassi livelli di insulina nel corpo stimolano la scomposizione dei trigliceridi o del grasso immagazzinato per ricavarne energia durante il processo chiamato lipolisi. L'organismo metabolizza il grasso immagazzinato in catene di 3 acidi grassi e in una spina dorsale di glicerolo. L'organismo utilizza il glicerolo per la gluconeogenesi o per la produzione di nuovo glucosio. I tessuti dell'organismo possono utilizzare prontamente le catene di acidi grassi come energia.

Tuttavia, il cervello non può farlo, quindi l'organismo metabolizza le catene di acidi grassi in corpi chetonici o in energia che può passare attraverso la barriera emato-encefalica come fonte di carburante per il cervello, principalmente sotto forma di acetoacetato e beta-idrossibutirrato, per sostenere il fabbisogno energetico del cervello.

Quattro giorni dopo l'ultimo pasto, il 75 percento dell'energia utilizzata dalla mente proviene dai chetoni, e la quantità aumenta di oltre 70 volte durante il periodo di riposo.

Periodo di digiuno: conservazione delle proteine

Raggiunto il 5° giorno, il digiuno stimola la produzione dell'ormone della crescita per aiutare l'organismo a mantenere il tessuto magro e la massa muscolare. Durante questo periodo, il sistema metabolico utilizza interamente chetoni e acidi grassi come fonte di energia. Anche il livello di adrenalina (norepinefrina) aumenta, per adattarsi al cambiamento, fornendo in questo modo al corpo più carburante e più energia.

Naturalmente, durante il digiuno intermittente non ti priverai assolutamente del cibo, e non soffrirai la fame.

Come già detto, la pratica dell'IF si concentra sulla programmazione di quando mangiare e quando non mangiare, il che insegna gradualmente all'organismo a utilizzare gli zuccheri e i grassi in eccesso e immagazzinati, come energia, invece di affidarsi al cibo, e da qui ne conseguirà il dimagrimento. Questo metodo tradizionale apre le porte in primis, a una salute migliore, oltre alla perdita di peso, e alla costruzione di massa muscolare e tessuto magro a discapito della massa grassa.

Il digiuno è il modo più semplice per essere in salute

La cosa migliore del digiuno intermittente è che puoi integrarlo in qualsiasi alimentazione sana ed equilibrata. Mentre qualsiasi dieta è particolarmente difficile da seguire, dovendo molto spesso pesare le pietanze, e procurarti cibi particolari, qui hai la grande opportunità e possibilità di smettere di preoccuparti di cosa mangiare. È anche talvolta comodo non dover preparare i pasti per un certo periodo, se ad esempio sarai impegnato alcune ore per lavoro, potrai abbinare in quel lasso di tempo le ore di digiuno, con il vantaggio che ti sentirai anche meno appesantito, più lucido e con maggior energia. Inoltre, potrai anche risparmiare una certa quantità di denaro, non dovendo mangiare fuori casa, e quindi evitando un conseguente dispendio di soldi e anche l'assunzione di cibi grassi e poco salutari. Ma non è solo questo il vero motivo per cui la maggior parte delle persone ama il digiuno intermittente, ma di sicuro è amato anche per la praticità di inserirlo nella quotidianità, oltre che per gli innumerevoli benefici che indubbiamente apporta.

Negli anni frenetici ci cui viviamo, molti hanno infatti sviluppato, nel corso della loro vita, l'abitudine di non fare scelte alimentari sane e di adottare modelli di alimentazione poco salutari, come mangiare tra un pasto e l'altro, o talvolta ingurgitare cibo spazzatura come biscotti o patatine la sera seduti davanti alla televisione o guardando Netflix, invece di seguire una dieta ben bilanciata, o semplicemente spesso cedono, come facevo io, a continue voglie di cibo, non appena sentivo anche solo un leggero senso di fame, trangugiando di tutto mentre studiavo, o mentre guardavo film e serie tv.

Tutto questo chiaramente costituisce uno stile di vita poco sano, che può portare nel lungo tempo anche a gravi problemi di salute.

Sicuramente sia qualsiasi dieta che il digiuno hanno come obiettivo finale la perdita di peso; per questo motivo le persone che vogliono eliminare il grasso in eccesso si trovano in difficoltà quando devono scegliere quale metodo adottare per uno stile di vita più sano.

Secondo molti studi però, e in particolare quelli del Dr. Michael Eades, co-autore del famoso libro "Protein Power" ('Potere proteico'), è sempre facile pensare a una dieta, ma molto spesso è più difficile seguirla. Al contrario di un qualsiasi programma di dieta alimentare, il Dr. Eades sostiene che il digiuno intermittente, è esattamente l'opposto: sembra essere troppo difficile da contemplare, ma una volta seguito, si scopre che non è affatto difficile.

Infatti sembra che seguire una dieta sia sempre più facile nei primi giorni, ma più la si segue e più la si trova sempre meno attraente. Questo è il motivo per cui la maggior parte delle diete non funziona a lungo termine, e solo poche persone riescono a integrare la dieta, come forma di nuova alimentazione, nel proprio stile di vita.

Pensare al digiuno fa infatti subito venire in mente qualcosa di molto drastico, e ci fa credere di non poter sopravvivere nemmeno un giorno senza mangiare, quando poi abbiamo visto che non si tratta assolutamente di non mangiare, ma bensì solo di dare una nuova 'disciplina' ai nostri pasti. Tuttavia, quando inizierai a praticarlo, ti risulterà tutto molto più facile. Trasformarlo in un'abitudine e renderlo parte del tuo stile di vita è molto più semplice che contemplarlo. È difficile superare l'idea di non mangiare, ma una volta superato l'ostacolo mentale, scoprirai anche tu che il digiuno intermittente è come abbiamo già detto, molto più facile da praticare, che seguire una qualsiasi altra dieta.

Inoltre il digiuno intermittente agisce come un pulsante di reset. Non regola e non ti dice che tipo di cibo dovresti mangiare e non consumare. Al contrario, determina il momento migliore per consumare un pasto corretto, vario ed equilibrato. Si tratta di un modello alimentare sano, da integrare nel tuo stile di vita per ricalibrare il tuo corpo, e migliorare la tua salute.

Ti elenco qui di seguito tutti i punti di forza:

- Il digiuno intermittente è un'antica tradizione curativa che può aiutarti a perdere peso e a costruire muscoli, andando a sviluppare la massa magra a discapito di quella grassa.

- L'abitudine di programmare il tempo durante il quale poter mangiare porta il tuo corpo, la tua mente, e il tuo spirito a trarre diversi benefici per la salute.

- La chiave del digiuno intermittente è la disciplina, non la fame. Si tratta semplicemente di pianificare quando mangiare e quando non mangiare.

- Il digiuno con restrizione calorica ricalibra il tuo corpo da un sistema alimentato dagli zuccheri, a una macchina brucia grassi.

- Praticare il digiuno ripristina il pulsante di start, dando al tuo corpo la possibilità di resettarsi e di indirizzare l'energia verso la guarigione, la perdita di peso e lo sviluppo muscolare.

CAPITOLO 2
LE VIRTÙ DEL DIGIUNO
INTERMITTENTE

P rima di iniziare a digiunare, devi capire quali sono gli adattamenti ormonali che il tuo corpo subirà per quanto riguarda la perdita di grasso, in modo da non immergerti subito nel digiuno, per poi smettere prima ancora che inizi a funzionare sul tuo corpo, quindi qui di seguito ti elencherò tutte le notevoli virtù della pratica del digiuno intermittente, e perché introdurlo nella tua vita porterà innumerevoli benefici, sia in termini di perdita di peso che di salute.

Per cominciare, esaminiamo lo "stato di alimentazione" e lo "stato di digiuno" del corpo umano. Il corpo umano è in uno stato di alimentazione quando assume e digerisce il cibo. In genere, l'alimentazione inizia nel momento in cui si inizia a mangiare e dura dalle 3 alle 5 ore, mentre il sistema digestivo lavora sul cibo.

Durante lo stato di alimentazione, il tuo corpo non può bruciare i grassi in modo efficiente, a causa dell'alto livello di insulina presente nell'organismo, che permette allo zucchero di essere utilizzato dalle cellule come energia.

Tuttavia, dopo il processo di digestione, il tuo corpo si troverà presto nello stato post-assorbitivo, il che significa che il tuo corpo non sta più lavorando per elaborare un pasto. Questo periodo dura dalle 8 alle 12 ore, dopo l'ultimo pasto, e durante questo periodo il tuo corpo inizia ad entrare nello stato di digiuno. In questo periodo il tuo corpo inizia a bruciare i grassi e il livello di insulina si abbassa.

Tieni presente che il tuo organismo entra nel vero e proprio stato di digiuno solo 12 ore dopo l'ultimo pasto e, dato che la maggior parte di noi consuma 3-6 pasti al giorno, è raro che il tuo corpo normalmente entri in questa condizione; quindi, stai privando il tuo corpo della possibilità di sperimentare lo stato di combustione dei grassi.

Il motivo per cui coloro che praticano il digiuno intermittente sono riusciti a perdere grasso anche senza cambiare il tipo e la quantità di cibo che mangiano, o la frequenza dell'esercizio fisico, sta nel fatto che il digiuno intermittente permette al tuo corpo di subire il processo di combustione dei grassi, il quale raramente si verifica quando si segue un programma alimentare regolare.

Il digiuno intermittente massimizza, come abbiamo già visto, il meccanismo di combustione del glicogeno e dei grassi dell'organismo. Durante lo "stato di digiuno", il tuo sistema subisce diversi adattamenti ormonali che portano alla perdita di peso, e all'aumento dei muscoli.

Riduzione dei livelli di insulina

Tutti gli alimenti aumentano i livelli di insulina nell'organismo. Pertanto, la strategia più coerente, efficiente ed efficace per abbassarli è quella di evitare gli alimenti. Se non sei diabetico, i livelli di glucosio nel sangue rimangono normali perché il tuo corpo inizia a bruciare i grassi. Questo adattamento è evidente già dopo 24-36 ore di digiuno. Più a lungo si digiuna, più lunga è la durata della riduzione dell'insulina e la diminuzione è più significativa.

Secondo uno studio intitolato "Alternate-day fasting in nonobese subjects: effects on body weight, body composition, and energy metabolism" ('Digiuno a giorni alterni nei soggetti non obesi: gli effetti sul peso corporeo, la composizione del corpo e il metabolismo energetico'), il digiuno a giorni alterni è un metodo efficace e ottimo per ridurre i livelli di insulina, senza influenzare i normali livelli di glucosio dell'organismo.

Il digiuno diminuisce il livello di insulina del 20-31% e abbassa la glicemia del 3-6% quando il corpo utilizza i grassi immagazzinati come combustibile al posto dei carboidrati, riducendo così anche il rischio di diabete di tipo 2.

Aumenta la perdita di peso

Un altro motivo per cui il digiuno intermittente è molto popolare al giorno d'oggi è che gli studi scientifici dimostrano che si tratta di una tecnica potente per la perdita di peso. Tutti noi amiamo mangiare cibi ricchi di carboidrati e grassi, e poi ci facciamo prendere dal panico quando vediamo aumentare il nostro peso.

Con la pratica del IF, puoi scegliere se consumare meno pasti o riprogrammarli in modo diverso, o talvolta qualcuno preferisce consumare solo liquidi per alcuni giorni. Questo processo ridurrà sicuramente l'apporto calorico complessivo, oltre a normalizzare il cambiamento ormonale che inibisce la combustione dei grassi perché innesca il rilascio di noradrenalina.

Grazie al digiuno di breve durata, puoi aumentare il tuo tasso metabolico, quindi dare una sferzata di accelerazione al tuo metabolismo fino al 14 per cento in più. Infatti il digiuno intermittente fa perdere peso modificando la tua equazione calorica, ad esempio assumendo le stesse calorie, ma bruciandone molte di più.

Lo stesso studio che ha mostrato gli effetti del digiuno a giorni alterni sulla riduzione dei livelli di insulina, ha rivelato che dopo 22 giorni le 16 persone che lo praticavano, hanno perso più del 2,5% del loro peso corporeo.

Non ci sono inoltre stati cambiamenti significativi nel tasso metabolico a riposo (RMR) e nel quoziente respiratorio (RQ) dal primo al ventunesimo giorno, ma al ventiduesimo giorno il loro RQ è diminuito, con un conseguente aumento significativo dell'ossidazione o della perdita di grassi nel corpo fino a 15 grammi e oltre.

Quindi o studio ha confermato che il digiuno è una strategia efficace e veloce per perdere peso in eccesso e a lungo termine per velocizzare il metabolismo.

Brucia il grasso della pancia più velocemente

Devi sapere che il grasso della pancia, o quello che chiamiamo "maniglie dell'amore" è il più pericoloso di tutti i grassi accumulati nel corpo. Il nome può sembrare accattivante, ma le maniglie dell'amore in realtà sono molto sinistre e spesso dannose. Si tratta di grassi viscerali pericolosi, che tendono ad accumularsi intorno agli organi interni e che in seguito portano a gravi malattie.

Tuttavia, uno studio ha rivelato che sottoporsi al digiuno intermittente non solo riduce il peso corporeo, ma anche la circonferenza vita dal 4 al 7%.

Stimolare la produzione dell'ormone della crescita.

L'ormone della crescita (HG) o somatotropina o ormone della crescita umano (HGH) stimola la riproduzione e la rigenerazione delle cellule e la crescita, quindi è molto importante per lo sviluppo umano. È un ormone naturale prodotto dall'ipofisi e la maggior parte della secrezione avviene durante il sonno. Con l'avanzare dell'età, il livello di produzione di HG diminuisce e questo può portare a una diminuzione della massa muscolare magra, a una mancanza di energia e a un aumento del grasso corporeo.

La relazione tra l'ormone della crescita umano e l'insulina è complicata: L'HGH è l'antagonista di quest'ultima e viceversa. In caso di insulino-resistenza, il tuo corpo ha continuamente bisogno di elevate quantità di insulina, per bilanciare l'elevato volume di glucosio presente nell'organismo, il che fa diminuire la produzione di GH.

D'altra parte, la resistenza all'insulina può essere il risultato di una carenza di HGH.

Quando l'organismo produce alti livelli di ormone della crescita, questo entra in competizione con gli stessi siti recettoriali dell'insulina e, invece di metabolizzare il glucosio come fonte di energia, le cellule bruciano i grassi. La produzione di insulina diminuisce e il sistema non riesce a stabilizzare adeguatamente l'elevata quantità di zuccheri nel corpo. Inoltre, le persone con una diminuzione dell'HGH tendono ad avere un'eccessiva quantità di grasso corporeo, presentando anche una ridotta tolleranza all'esercizio fisico, e una minore forza muscolare.

Lo stato di alimentazione inibisce la secrezione di HGH, poiché il corpo aumenta i livelli di insulina per metabolizzare il glucosio contenuto nel cibo come fonte di energia quando si mangia. **Il digiuno di soli 5 giorni è stato dimostrato che aumenta la secrezione dell'ormone della crescita fino a 2 volte.** Quando digiuni, diminuisci l'apporto di glucosio nell'organismo, riducendo la produzione di insulina. Quando la quantità di insulina nell'organismo è bassa, la quantità di GHG aumenta per adattarsi al cambiamento, bruciando i grassi per ottenere l'energia necessaria, e perdendo così notevolmente peso.

L'aumento dei livelli di ormone della crescita nell'organismo aumenta la quantità di fattore di crescita insulino-simile I (IGF-I) circolante, che regola anche la crescita. L'aumento di GHG e IGF-I determina la crescita della massa muscolare e l'aumento della forza muscolare.

Aumenta i livelli di adrenalina

Il nostro corpo è dotato di un meccanismo di sopravvivenza che lo porta a entrare in modalità di sopravvivenza quando si ha fame o si è stanchi. Quindi, quando la situazione diventa disperata, il corpo potenzia questo istinto in modo da avere più energia per muoversi e andare a caccia di cibo.

Quando sei a digiuno, il tuo corpo subisce un leggero stress, che aumenta la produzione di adrenalina. È simile alla reazione del tuo corpo di quando fai esercizio fisico, o ad esempio sarebbe quella che genereresti impaurito, se un cane ti inseguisse mentre torni a casa. Il tuo naturale ormone della lotta o della fuga, infatti entra in azione, per garantire la tua sicurezza, o la tua sopravvivenza durante gli eventi pericolosi. In genere, maggiore è lo stress, maggiore è la secrezione di adrenalina.

Il digiuno intermittente è un ottimo modo per mettere sotto stress il tuo corpo, senza metterti in pericolo. Quando le tue cellule iniziano a utilizzare il grasso come fonte di energia, segnalano all'organismo che hai bisogno di foraggiare - un istinto primitivo che permette ai primi esseri umani di cacciare e cercare il cibo nei periodi in cui le fonti scarseggiano, garantendo la sopravvivenza.

Praticare l'IF stimola naturalmente la secrezione di adrenalina, che sblocca e utilizza l'energia immagazzinata - glicogeno muscolare e grasso. In parole povere, l'adrenalina favorisce il rilascio del glucosio immagazzinato dalle sue sedi nel corpo, aumentando il metabolismo anche durante lo stato di riposo. Inoltre, l'aumento dei livelli di adrenalina aumenta la concentrazione, l'attenzione e l'energia.

Regola le funzioni delle cellule, degli ormoni e dei geni

Una volta a digiuno, il tuo corpo inizia a riparare le cellule e regola i livelli ormonali per far funzionare il grasso corporeo. Ecco alcuni esempi di cambiamenti che avvengono durante il digiuno.

Riparazione delle cellule

L'organismo induce alcune riparazioni cellulari, come la rimozione di tossine e rifiuti dal corpo, in un processo noto come autofagia, che prevede di abbattere le proteine disfunzionali che si sono accumulate all'interno delle cellule nel corso del tempo.

L'aumento dell'autofagia può proteggere l'organismo da diverse malattie, tra cui il cancro e il morbo di Alzheimer.

Altera l'espressione genica

Uno studio intitolato "The effects of fasting on the physiological status and gene expression; an overview" ('Gli effetti del digiuno sullo stato fisiologico e l'espressione genica; una panoramica') ha rivelato che la restrizione calorica, attraverso la riduzione del cibo o l'eliminazione di alimenti e bevande caloriche per un certo periodo, modifica varie vie di segnalazione e l'espressione di diversi geni, portando come conseguenza a una maggiore durata della vita, ed a un'elevata immunità contro le malattie, rafforzando notevolmente il sistema immunitario.

Inoltre, un altro studio ha rivelato che il digiuno a giorni alterni aumenta l'espressione del SIRT1, un gene legato alla longevità. Un altro studio ha inoltre dimostrato che l'espressione genica nell'adipogenesi dei topi è stata alterata, portando a una più rapida regolazione del triacilglicerolo riservato, trasformato in carburante.

Alleviare l'infiammazione

I ricercatori hanno rivelato, attraverso degli studi, che il digiuno intermittente mostra una significativa riduzione dell'infiammazione, che è un fattore determinante per molte malattie croniche. Uno studio intitolato "Ghrelin gene products in acute and chronic inflammation" ('Prodotti genici della grelina nell'infiammazione acuta e cronica') ha dimostrato che la riduzione dell'apporto alimentare e calorico aumenta la produzione di grelina, l'ormone della fame, che sopprime la fame e riduce infiammazioni croniche e acute, nonché l'autoimmunità. Bassi livelli di tessuto adiposo favoriscono inoltre anche la produzione di proteine antinfiammatorie.

Sviluppa un cuore forte

Il digiuno intermittente riduce i fattori di rischio per le malattie cardiache, tra cui i marcatori infiammatori, i trigliceridi nel sangue, il colesterolo LDL, la glicemia e l'insulino-resistenza. Uno studio intitolato "Cambiamenti indotti dal digiuno nell'espressione dei geni che controllano il metabolismo dei substrati nel cuore del ratto" ha rivelato che durante l'IF il cuore si adatta ai cambiamenti del metabolismo del glucosio e degli acidi grassi alterando la produzione di energia cardiaca a livello di espressione genica. Questo effetto riduce gli acidi grassi nel cuore.

Inoltre, in "Intermittent fasting: the next big weight loss fad"('Digiuno intermittente: la nuova grande moda per perdere peso') si legge che l'IF produce effetti simili a quelli dell'esercizio fisico intenso, sia per la variabilità della frequenza cardiaca, che per la riduzione della frequenza cardiaca a riposo e della pressione sanguigna.

Anti-età

Nei test condotti sui ratti, il digiuno intermittente ha prolungato la durata della vita degli animali di circa l'83%. "Intermittent fasting: the next big weight loss fad" ha rivelato che la riduzione dell'apporto calorico nella maggior parte degli animali aumenta la durata della vita fino al 30%. "Dietary restriction in cerebral bioenergetics and redox state" ('Restrizione della dieta in bioenergetica cerebrale e stato di redox') ha dimostrato che il digiuno intermittente ritarda la comparsa dei marcatori dell'invecchiamento.

Inoltre, "Restrizione calorica (CF) e digiuno intermittente: Two potential diets for successful brain aging" ha evidenziato che la CF e il digiuno intermittente, influiscono sul metabolismo energetico e dei radicali dell'ossigeno, oltre che sulla risposta allo stress cellulare sistemico, in modo da proteggere i neuroni dai fattori ambientali e genetici legati all'invecchiamento.

Migliora la tua concentrazione e la tua chiarezza mentale

Come già accennato, il digiuno stimola la secrezione di adrenalina che aiuta ad aumentare la concentrazione, l'attenzione e l'energia. Nel *Capitolo 1* abbiamo anche affrontato il tema dei chetoni e di come il digiuno aiuti l'organismo a raggiungere la chetosi, rendendolo una macchina brucia-grassi. Durante la chetosi, il fegato scompone gli acidi grassi in chetoni, sviluppando energia.

È stato dimostrato infatti che i chetoni sono un carburante più efficiente per il cervello rispetto al glucosio. Quando il tuo corpo brucia il carburante, chetoni o glucosio, lo converte in adenosina trifosfato (ATP), che è la sostanza che le cellule utilizzano come energia. I chetoni aiutano a produrre e ad aumentare la produzione di ATP meglio del glucosio, **creando quindi più energia da utilizzare per il corpo e il cervello, e migliorando così le nostre prestazioni fisiche e mentali**.

Inoltre, altre ricerche hanno dimostrato che i chetoni sono in grado di elaborare l'acido gamma-aminobutirrico (GABA) in modo più efficiente. Il GABA è una molecola che riduce la stimolazione cerebrale.

Quando non sei a digiuno, il corpo utilizza il glucosio come fonte primaria di energia e il cervello utilizza come carburante l'acido glutammico e il glutammato, molecole che stimolano le funzioni cerebrali. Tuttavia, quando il cervello utilizza l'acido glutammico e il glutammato come carburante, rimane poco di queste due molecole per elaborare il GABA. Senza un modo per ridurre la stimolazione, la mente inizia a elaborare troppo, i neuroni del cervello sono sovrastimolati e lavorano in modo eccessivo, il che porta allo sviluppo di quella che possiamo definire nebbia cerebrale, cioè quella sensazione di intorpidimento fisico e mentale che ad esempio segue un pasto troppo abbondante, o alla cosiddetta incapacità di ricordare le informazioni o di concentrarsi su un compito o un lavoro da eseguire. In poche parole, troppo glutammato significa troppa eccitazione cerebrale, con conseguente neurotossicità cerebrale che, in alcuni rari casi, può addirittura portare a crisi epilettiche e a vari disturbi neurologici, come demenza, sclerosi laterale amiotrofica (SLA), emicrania, disturbo bipolare e persino depressione.

Quando sei a digiuno, fornisci al contrario al cervello un'altra fonte di energia, che gli fornisce sufficienti scorte di acido glutammico e glutammato per l'elaborazione del GABA. Questo processo aiuta a bilanciare e a ridurre l'eccesso di accensione dei neuroni, migliorando la concentrazione mentale. Inoltre, gli studi dimostrano che una maggiore produzione di GABA riduce con certezza l'ansia e lo stress, contribuendo anche in questo modo a migliorare la lucidità mentale.

Rilascia l'energia per guarire

Ti è mai capitato di lavorare per più di 8-10 ore al giorno per un progetto enorme, soprattutto quando il capo ti chiede di fare qualcosa che va oltre il tuo grado di retribuzione, o la tua qualifica? Ecco, se pensi a questo, potrai avere un'idea precisa di come si senta il tuo corpo quando deve elaborare il cibo che mangi 24 ore al giorno, 7 giorni su 7.

Facendo così stai mettendo il tuo corpo sotto pressione. In modo simile al modo in cui affronti un carico di lavoro considerevole, il tuo corpo farà fronte alla situazione. Così come tu dovrai affrontare e prendere decisioni importanti, occupandoti prima dei compiti più urgenti e mettendo da parte le questioni che possono aspettare un altro giorno, allo stesso modo più ti abbuffi di cibo, più sottoponi il corpo a un sovraccarico di lavoro, che sia pronto o meno ad affrontare un nuovo compito. Alla fine, accadrà che il tuo organismo non riuscirà più a tenere il passo, e si verificheranno diversi problemi di salute. Accadrà metaforicamente, proprio come quando un capo cattivo ti scarica un'altra pila di documenti da elaborare, quando hai ancora tre pile alte sulla scrivania.

La differenza è che tu puoi sempre prenderti una vacanza quando ti senti stanco, poco apprezzato e sovraccarico di lavoro. Il tuo corpo, invece, si concede raramente una pausa, soprattutto quando mangi quasi ad ogni ora del giorno, e talvolta anche della notte.

Digiunare significa concedere al tuo corpo la meritata vacanza dall'alimentazione costante. Quando mangi, il sistema digestivo utilizza fino al 65% dell'energia. La digestione, insieme a tutti gli altri processi necessari per la giornata, richiede molta energia. Alla fine della giornata, il tuo corpo non ha abbastanza carburante per svolgere altri compiti essenziali.

Durante il digiuno intermittente, il tuo corpo dirotta le energie verso il recupero e la guarigione. Inoltre, quando digiuni, il tuo corpo si disintossica, eliminando in modo efficiente i rifiuti metabolici prodotti naturalmente dalle cellule sane e le tossine estranee. Il tuo sistema potrà così anche spendere più carburante per la riparazione di cellule, tessuti e organi, invece di limitarsi a eliminare i sottoprodotti dell'alimentazione.

Il digiuno permette al tuo corpo di recuperare i compiti critici che ha messo da parte. Durante questo periodo, il sistema sarà finalmente in grado di gestire tutte le tossine, ripulendo i tessuti dalle tossine in eccesso, e creando così un ambiente favorevole alla guarigione.

Favorisce la crescita spirituale

Eliminando continuamente i cibi pesanti e malsani dalla tua dieta e disintossicandoti, il tuo corpo si sentirà meno denso e diventerà più leggero. Anche l'eliminazione di tutto il grasso in eccesso durante questo processo ti renderà più leggero, e posso assicurarti che questa leggerezza la potrai sentire non solo dal punto di vista fisico, ma anche da quello mentale. Inoltre, il digiuno riduce i disturbi del sonno e la stanchezza, aiutandoti a raggiungere l'armonia e l'equilibrio interiore.

Quando sarai più sano, potrà anche accadere che, come è successo a me, la tua attenzione si sposterà dalle cose mondane e dalla realtà fisica, verso gli aspetti della tua vita che contano davvero, concentrandoti sull'armonia interiore, invece che sui problemi di salute.

La pratica del digiuno intermittente favorisce infatti anche la disciplina, che affina i sensi spirituali, la concentrazione mentale, lo studio, ed è utile soprattutto quando la si pratica insieme alla meditazione.

Ti aiuterà a portare a termine i compiti che ti sei imposto, e a rafforzare la tua forza di volontà, e ti insegnerà a gestire meglio la tua vita, soprattutto in situazioni di stress.

I motivi per cui il digiuno funziona

Oltre all'ossessione delle persone per eliminare il grasso in eccesso, e al desiderio di perdere peso, come puoi vedere è ormai assodato che ci sono altri motivi per cui è molto utile praticare il digiuno intermittente il più spesso possibile, integrandolo nella tua quotidianità a seconda del tuo stato di salute. Qui di seguito ti riassumo i principali di questi motivi.

Rilassante

Nelle ore in cui praticherai il digiuno, non dovrai preoccuparti, perché non ci sarà da preparare nulla per il tuo pasto, potrai semplicemente bere un bicchiere d'acqua, oppure un thè, una tisana o un caffè senza zucchero, e iniziare la tua giornata, perdendo meno tempo per preparare il cibo, e avendone di più a disposizione per coccolarti o per lavorare con maggior concentrazione.

La maggior parte di voi si aspetterà, probabilmente, di trasformarvi con il digiuno, in una persona meno energica o abbattuta durante la giornata. Tuttavia, posso garantirvi, avendolo provato su di me in prima persona, che **vi ritroverete sorpresi di notare quanta più energia avrete a disposizione** in questa fase, rispetto a quando consumate regolarmente i pasti.

Allunga la durata della vita

È risaputo che la restrizione delle calorie, riducendo il consumo di grassi e zuccheri, è uno dei modi per prolungare la vita. Quindi, quando digiuni, il tuo corpo trova un modo per allungare la tua vita. Quando segui una dieta intermittente infatti il tuo corpo attiva una risposta di allungamento della longevità. In questo modo, potrai ottenere quindi il beneficio di una vita più lunga e sana. Già uno studio sul digiuno intermittente a giorni alterni nei topi, condotto nel lontano 1945, dimostrò che il digiuno allunga la vita.

Complemento alla chemioterapia

Uno studio condotto su pazienti affetti da cancro ha rivelato gli effetti collaterali della chemioterapia. Secondo lo studio, i pazienti che si sottopongono al digiuno prima del trattamento vedono diminuire questi effetti collaterali. Inoltre, uno studio afferma che l'IF aumenta significativamente l'impatto della chemioterapia o delle radiazioni. La ricerca sostiene il digiuno intermittente a giorni alterni, portando alla conclusione che l'IF prima della sessione di chemioterapia porta a tassi di risultati positivi più elevati e a un minor numero di decessi. Da un'analisi completa di vari studi su malattie e digiuno, risulta che il digiuno intermittente non solo riduce il rischio di cancro, ma ha anche un effetto positivo sulle malattie cardiovascolari.

Concludendo ecco alcuni punti di forza:

- Durante il digiuno intermittente, il tuo corpo subisce diversi adattamenti ormonali, tra cui la diminuzione dei livelli di insulina, la stimolazione della produzione dell'ormone della crescita, l'aumento dei livelli di adrenalina e la regolazione delle funzioni cellulari, ormonali e geniche.

- I vari cambiamenti ormonali che il tuo corpo subisce durante il digiuno contribuiscono a favorire la perdita di peso, a bruciare più velocemente il grasso della pancia, a riparare le cellule, ad alterare l'espressione genica, ad alleviare le infiammazioni, a sviluppare un cuore forte, ad allungare la durata della vita, e a liberare energia per la guarigione, oltre che ad affiancare positivamente, nei casi in cui è necessaria, la chemioterapia.

- Oltre agli effetti fisici positivi, il digiuno migliora inoltre la concentrazione e la chiarezza mentale, oltre a favorire la crescita spirituale, la serenità e la diminuzione dello stress.

CAPITOLO 3

ADATTARSI EFFICACEMENTE AL CAMBIAMENTO SALUTARE

D urante la restrizione calorica (CR) e il digiuno intermittente, il tuo corpo subirà cambiamenti a 360 gradi rispetto alle tue abitudini alimentari e alla quantità di cibo che consumi ogni giorno. Passerà da un sistema alimentato dal glucosio, a una macchina brucia-grassi.

La diminuzione di assunzione di grassi e zuccheri e la dieta intermittente, avvieranno in te diversi processi e adattamenti, fino a trasformare il tuo corpo in un sistema sano ed efficiente. Cercherò qui di seguito di metterti a conoscenza di cosa accadrà nel tuo organismo praticando il tuo nuovo piano alimentare, e dei problemi che dovrai affrontare durante il digiuno, in modo da trovarti già in parte preparato per adattarti con successo a questa nuova pratica salutare.

Carenza di elettroliti

Ci sono preoccupazioni fuori luogo sul fatto che la restrizione alimentare e la dieta intermittente causino malnutrizione. Queste idee posso garantirti che non sono corrette. L'organismo contiene una quantità sufficiente di glicogeno e grassi immagazzinati come fonte di energia.

La preoccupazione principale durante il digiuno è la carenza di micronutrienti. Tuttavia, gli studi rivelano che anche i digiuni prolungati non causano malnutrizione. I livelli di potassio possono diminuire leggermente. Tuttavia, anche con 2 mesi di digiuno continuo, la pratica non riduce i livelli al di sotto di 3,0 milliEquivalenti per litro (mEq/L), anche senza integratori, che è appena al di sotto del livello medio di 3,5-5,0 mEq/L.

D'altra parte, il fosforo, il calcio e il magnesio rimangono stabili durante il digiuno, il che è presumibilmente dovuto alle grandi riserve di questi elementi nelle ossa - circa il 90% del fosforo e del calcio del corpo.

L'assunzione di un integratore multivitaminico, durante la CR (restrizione calorica) e l'IF fornisce all'organismo la quantità giornaliera raccomandata di micronutrienti. Infatti, un digiuno terapeutico di 382 giorni con multivitaminico ha dimostrato di non avere alcun effetto negativo sulla salute. L'unico risultato correlato è stato un leggero aumento dell'acido urico, che si è manifestato dopo il centesimo giorno di digiuno.

Elevazione dell'acido urico

"Uno studio sulla ritenzione di acido urico durante il digiuno" ha rivelato che un periodo di digiuno di 21 giorni causa un aumento significativo della concentrazione di acido urico nel sangue, che è il risultato della diminuzione dell'eliminazione dell'acido urico.

La riduzione del volume dell'urina sembra essere la causa principale di questo accumulo, oltre ai cambiamenti nel metabolismo e nelle funzioni renali che il sistema subisce durante l'IF. Lo studio ha inoltre affermato che la chetosi sembra alterare l'ossidazione e l'equilibrio acido-base dei tessuti corporei e del sangue che provocano un aumento dell'acido urico.

Per prevenire e/o rimediare a questo effetto collaterale, ecco cosa devi fare:

- Bevi una quantità sufficiente di acqua per diluire l'acido urico e aiutare i reni a espellerlo in modo più efficiente.

- Aumenta l'alcalinità dell'organismo mangiando più verdure durante l'alimentazione. Puoi aggiungere ai tuoi pasti fagioli e piselli bolliti per aggiungere alcalinità e sazietà.

- Se prima di iniziare il digiuno hai l'acido urico alto, allora passare al vegano o al vegetariano potrebbe essere una buona idea.

- Aggiungi 1/2 cucchiaino di bicarbonato di sodio in un bicchiere d'acqua e bevilo 3 volte al giorno.

- Riduci la carne perché contiene un alto contenuto di purine.

- Evita le bevande alcoliche. Bevi invece caffè o thè senza zucchero.

- Consuma mirtilli e ciliegie che aiutano a ridurre il dolore dovuto alla formazione di cristalli di acido urico.

Aumento di peso dopo il digiuno

Aumentare di peso subito dopo il periodo di digiuno è normale, questo avverrà però solo se praticherai un digiuno molto severo, con una forte riduzione calorica. Il peso aggiunto sarà per lo più costituito dall'aumento di peso dell'acqua, e potresti acquisire anche un po' di grasso.

Non preoccuparti! Questo guadagno è temporaneo. Il glicogeno immagazzinato nel corpo è molto idratato perché è legato all'acqua. Durante il digiuno, il glicogeno immagazzinato viene utilizzato per produrre energia e quindi si perde peso. Quando si entra in uno stato di alimentazione, il corpo aumenta il peso dell'acqua perché reintegra le scorte di glicogeno. Inoltre, anche il sodio trattiene l'acqua e questo contribuisce all'aumento di peso.

Questo aumento di peso quasi immediato non è grasso in eccesso. È solo il tuo corpo che sta tornando alla normalità dopo il digiuno. Inoltre, la restrizione dell'apporto calorico durante il digiuno spinge il tuo corpo ad aumentare l'energia immagazzinata o il grasso corporeo per un futuro periodo di riduzione delle calorie.

Non preoccuparti, il tuo corpo sta ancora passando da un sistema alimentato a glucosio a una macchina brucia-grassi. Il tuo corpo non si adatterà subito ai cambiamenti. Ma continuando a praticare il digiuno, il tuo organismo utilizzerà presto in modo efficiente i grassi come fonte di energia, e li brucerà. Ecco alcuni consigli per aiutare il tuo corpo ad adattarsi più velocemente a un sistema alimentato a grassi.

- Evita il cibo spazzatura, l'alcool e lo zucchero, questo è consigliato sempre, ma ancor più durante la prima settimana di digiuno. Questi alimenti infatti forniscono all'organismo il glucosio, che alimenta depositi di grasso durante il periodo di transizione, quando l'organismo è spinto ad aumentare l'accumulo di energia.

- Consuma carboidrati a basso contenuto glicemico, come verdure, legumi, fagioli e cereali integrali. Questi alimenti vengono digeriti più lentamente, evitando l'aumento di zuccheri nel sangue che l'organismo trasforma in grasso quando cerca di ricostituire le scorte di energia alla fine del digiuno.

- Consumare proteine di alta qualità, come semi e noci, legumi, fagioli, cereali integrali, latticini a basso contenuto di grassi, pesce e carne. Diminuiscono la fame e riducono la dipendenza dell'organismo dai carboidrati per ottenere energia, oltre a favorire la crescita muscolare.

- Consuma alimenti a bassa densità calorica, come i cereali integrali e le verdure. Sono ricchi di fibre e poveri di calorie, il che riduce gli zuccheri che somministrerai al tuo corpo.

Perderò la massa muscolare magra?

Questa è un'altra preoccupazione cruciale relativa al digiuno intermittente. La dieta intermittente porta a bruciare i muscoli? La risposta definitiva è NO. Infatti, uno studio ha rivelato che durante il digiuno il corpo non inizia a bruciare i muscoli, ma a conservarli, bruciando solo la massa grassa, a vantaggio di quella magra. Inoltre, gli studi fisiologici hanno concluso anche che le proteine non vengono "bruciate" per ottenere glucosio.

Quando l'organismo raggiunge lo stato di chetosi, non è necessario utilizzare le proteine per la gluconeogenesi o per convertire gli aminoacidi in glucosio, perché il corpo metabolizza gli acidi grassi come fonte di energia. In condizioni normali, l'organismo scompone 75 grammi di proteine al giorno. Tuttavia, durante il digiuno, questa quantità scende a circa 15-20 grammi al giorno.

Inoltre, il digiuno intermittente aumenta i livelli dell'ormone della crescita e del fattore di crescita insulino-simile I, che promuovono la crescita muscolare e l'aumento della forza muscolare.

Se sei preoccupato per la perdita di massa muscolare magra, allora fornisci all'organismo fonti sufficienti di acidi grassi, da bruciare come energia.

Importante: non tutti possono digiunare

Va subito chiarito che il digiuno intermittente non è adatto a tutti. Come tutti gli altri programmi di restrizione alimentare, ci sono regole ed esenzioni importanti da seguire e qualora si abbiano dubbi, è sempre preferibile chiedere consiglio ad un nutrizionista.

Coloro che non dovrebbero digiunare

Se fai parte di questo tipo di persone, è consigliato non seguire una dieta intermittente perché potrebbe rivelarsi nociva per la tua salute.

- Pazienti diabetici e ipoglicemici

- Chi è sottopeso

- Chi ha la pressione bassa

- Chi soffre di disturbi alimentari

- Chi è sotto farmaci

- Donne in gravidanza e in allattamento

- Donne con amenorrea e problemi di fertilità

- Donne che stanno cercando di concepire

- Quelli con deregolamentazione del cortisolo

- Chi soffre di stress cronico

Consulta un professionista della salute, un nutrizionista o il tuo medico, se non sei sicuro di poter digiunare. Se hai stabilito che non puoi praticare il digiuno, puoi in alternativa, seguire una dieta depurativa per disintossicarti e ottenere molti, se non tutti, i benefici del digiuno. Le opzioni di depurazione spesso creano gli stessi effetti disintossicanti del digiuno intermittente, eliminando le tossine e ricostruendo i tessuti sani, ma in modo graduale.

Digiuno per le donne

Alcune prove dimostrano che il digiuno, almeno all'inizio, risulta più ostico per le donne, rispetto alle loro controparti maschili. È emerso infatti che il corpo delle donne reagisce all'IF in modo diverso da quello degli uomini. Le donne sono più sensibili ai segnali di fame. Inoltre, gli ormoni che regolano funzioni vitali come l'ovulazione, sono estremamente sensibili all'assunzione di energia.

La maggior parte delle donne non hanno problemi con il digiuno intermittente, o almeno come è successo anche a me, accusano leggermente solo la fase iniziale, per poi stabilizzarsi, e giovare di tutti i benefici che ne conseguono, mentre solo qualcuna ha problemi a inserire il digiuno nella propria routine quotidiana, ma ti assicuro che si tratta solo di una prima fase di adattamento, legata anche al fatto che la restrizione calorica e l'IF a breve termine, possono alterare le pulsazioni ormonali di alcune di esse, interrompendo talvolta cicli regolari, o possono in qualche caso causare squilibri ormonali. Quando il corpo femminile percepisce di avere fame, aumenta la produzione degli ormoni della fame, la grelina e la leptina. Questa reazione è il modo in cui il corpo protegge un potenziale feto, anche quando la donna non è incinta.

Naturalmente, quando pratichi la diminuzione calorica e la dieta intermittente, ignorerai questi segnali di fame, facendo sì che il corpo produca più ormoni della fame, il che può sbilanciare tutto.

Quindi, come si approcciano le donne alla restrizione calorica e al digiuno intermittente? Ti elencherò qui di seguito le migliori opzioni di digiuno intermittente per le donne, testate da me personalmente.

Opzioni di digiuno intermittente per le donne

Per le donne, le linee guida generali per una dieta intermittente di successo sono le seguenti:

- Il digiuno depurativo, magari con l'assunzione di soli liquidi, non deve durare più di 24 ore e va seguito solo a periodi.

- Le donne dovrebbero digiunare solo per 12-16 ore, quindi in modo leggero e non troppo estremo.

-Introduci gradualmente il digiuno intermittente nella tua routine. Per esempio, se stai facendo un digiuno di 16 ore, all'inizio fallo per 3 giorni alla settimana, invece che per 7 giorni.

- Bevi molti liquidi durante il digiuno, come acqua, tisane senza zucchero e brodo di ossa.

- Durante i primi giorni di digiuno, fai solo esercizi fisici leggeri, come stretching, jogging, passeggiate e yoga.

Inoltre, diversi metodi di digiuno intermittente sono adatti e maggiormente consigliati per le donne. Ecco qui di seguito i più popolari che puoi provare.

Metodo Crescendo

Questo metodo è il modo migliore per le donne di avvicinarsi alla restrizione calorica, e al digiuno intermittente, senza sconvolgere gli ormoni o mettere in difficoltà l'organismo. Questo tipo di digiuno non richiede che una donna digiuni per una settimana intera, soprattutto all'inizio, ma solo per un paio di giorni alternandoli come ti indico qui di seguito, durante il primo periodo.

Ad esempio, digiunare da 12 a 16 ore ogni lunedì, mercoledì e venerdì con una finestra alimentare che può essere di 8-12 ore.

Gli altri 3 metodi di dieta intermittente più adatti alle donne sono il Metodo 16/8 o metodo Leangains, il Protocollo Eat-Stop-Eat o 24 ore e la Dieta 5:2, di cui si parla nel prossimo capitolo.

Inoltre se sei una donna, ti consiglio di interrompere il digiuno intermittente se riscontri uno dei seguenti sintomi. Questi sintomi infatti indicano spesso uno squilibrio ormonale in atto:

- Quando il ciclo mestruale diventa irregolare o si interrompe

- Se hai problemi a rimanere sveglia o ad addormentarti

- Se riscontri una caduta anomala dei capelli, o acne o una pelle eccessivamente secca

- Se hai difficoltà a recuperare dagli allenamenti

- Se noti che le ferite guariscono lentamente e ti ammali più spesso

- Se noti che il cuore inizia a battere irregolarmente o in modo strano

- Se riscontri notevoli sbalzi d'umore (non quelli soliti legati al ciclo)

- Se diminuisci la tolleranza allo stress

- Se noti spesso la sensazione di freddo

- Se noti che la tua digestione rallenta notevolmente

- Se noti che sei meno interessata al sesso

Punti da tenere in considerazione:

- Il cambiamento del programma e delle abitudini alimentari può causare alcuni problemi, come la carenza di elettroliti, l'aumento dell'acido urico, l'aumento di peso dopo il digiuno e la perdita di massa muscolare, tuttavia, gli studi dimostrano che è possibile rimediare rapidamente a tutti questi effetti collaterali.

- Le ricerche dimostrano che il digiuno non riduce in modo significativo la quantità di elettroliti nell'organismo.

- L'assunzione di un integratore multivitaminico durante il digiuno fornisce all'organismo la quantità giornaliera raccomandata di micronutrienti.

- Il digiuno può causare un leggero innalzamento dell'acido urico, ma puoi facilmente evitare che ciò accada bevendo molta acqua e aumentando l'alcalinità mangiando più verdure.

- L'aumento di peso dopo il digiuno è temporaneo, e si tratta per lo più di peso idrico durante i periodi di alimentazione regolare. Continuando a digiunare, il tuo corpo utilizzerà presto in modo efficiente i grassi come fonte di energia e li brucerà e il tuo peso assolutamente diminuirà alla fine.

- Evita il cibo spazzatura, l'alcool e lo zucchero, sempre e soprattutto durante la prima settimana di digiuno. Consuma carboidrati a basso contenuto glicemico, come verdure, legumi, fagioli e cereali integrali.

- Il digiuno intermittente non brucia i muscoli. Anzi, aumenta i livelli dell'ormone della crescita e del fattore di crescita insulino-simile I che promuovono la crescita e l'aumento della forza muscolare. Se sei preoccupato per la perdita di massa muscolare magra, allora fornisci all'organismo fonti sufficienti di acidi grassi da bruciare come energia.

- Non tutti sono in grado di digiunare, nonostante gli innumerevoli benefici.

- Le donne reagiscono al digiuno in modo diverso dagli uomini. Per un digiuno intermittente efficace, le donne devono seguire una linea guida che impedisca di alterare l'equilibrio ormonale, che è molto sensibile alla fame, quindi se sei una donna, segui le indicazioni corrette che ti ho suggerito a riguardo.

- I migliori metodi di digiuno per le donne come ripeto sono il Metodo Crescendo, il Metodo 16/8 o il Metodo Leangains, il Protocollo Eat-Stop-Eat o 24 ore e la Dieta 5:2, nel prossimo capitolo analizzeremo tutti questi tipi di digiuno in modo più specifico e approfondito.

- Inoltre le donne dovrebbero interrompere il digiuno, magari interpellando un nutrizionista, quando avvertono i sintomi evidenti di uno squilibrio ormonale.

CAPITOLO 4

ASCOLTA LE ESIGENZE DEL TUO CORPO

I l digiuno ricalibra il tuo corpo questa ormai è cosa certa, ma va detto che praticare questo metodo di dimagrimento senza preparazione, è una ricetta per il fallimento assicurato. Al contrario, conoscere i problemi che dovrai affrontare, e scegliere il metodo di digiuno migliore per te, ti garantirà un successo certo e duraturo.

Inizia gradualmente il tuo percorso di perdita di peso e guadagno muscolare. La lentezza è la strada da percorrere, soprattutto se hai appena iniziato la tua dieta.

La preparazione aiuterà il tuo corpo a regolarsi e ad adattarsi meglio alla pratica, e ti aiuterà a sperimentare minori, o addirittura nessuno dei sintomi di transizione o di cheto-influenza (i sintomi influenzali che una persona sperimenta quando il corpo passa dalla combustione del glucosio a quella dei grassi come fonte primaria di energia). Inoltre, la pianificazione riduce o previene i sintomi della disintossicazione; il digiuno introdotto non gradualmente, può dare il via al rilascio di troppe tossine nel flusso sanguigno in una sola volta.

Inizia la tua dieta con un digiuno depurativo di frutta o di succo di frutta di un giorno. Fai questo una sola volta alla settimana, fino a quando non avvertirai più i sintomi della disintossicazione, o il tuo corpo sarà pronto a passare da un sistema alimentato dal glucosio a una macchina brucia grassi. Un digiuno a base di mele ad esempio è facile da iniziare. Preparati al tuo IF la sera prima. Mangia una cena leggera senza mangiare troppo, a causa della paura di dover affrontare il giorno dopo. Durante il giorno di digiuno, mangia 3-4 mele durante i pasti e bevi una quantità pari ad almeno 2 litri di acqua durante la giornata. Riduci anche le bevande contenenti caffeina durante il tuo digiuno alla mela. Se durante il periodo hai voglia di qualcosa di caldo, bevi acqua riscaldata o tisane senza zucchero. Il giorno successivo, quando interrompi il digiuno, mangia lentamente e poi torna a mangiare regolarmente.

Quando il tuo corpo avrà superato i sintomi della disintossicazione, prova il Metodo Leangains cioè il Digiuno 16:8. Per le persone è più facile gestire la fame quando si passa lentamente a un metodo di digiuno avanzato, piuttosto che introdurlo immediatamente, poiché il corpo si adatta gradualmente alla prospettiva di non nutrirsi. Non ti verrà subito fame, cosa che per alcune persone è difficile da gestire e alla fine, il tuo organismo si abituerà al periodo di assenza di cibo.

Quando il tuo corpo si sarà sufficientemente adattato allo stato di semi-digiuno, potrai iniziare a seguire uno dei 7 metodi indicati di seguito. Prima di procedere leggili tutti. Valuta tutte le opzioni e fai un esame onesto della tua vita, andando ad individuare quello che reputi più adatto a te.

Quanto sei disposto ad impegnarti? Una pratica IF creerà intensi sintomi di disintossicazione e pulizia, oltre che di chetosi, che richiederanno una maggiore disciplina da parte tua. Quanto disagio puoi sopportare?

Vuoi praticare un digiuno senza che sia necessaria una grande disciplina? Anche questo è possibile. Alcuni professionisti suggeriscono di evitare i sintomi estremi, disintossicandosi con un metodo di digiuno semplice. Puoi quindi assolutamente seguire un ritmo più lento, o scegliere il ritmo che sentirai più comodo per te.

#1 - Metodo Leangains (Digiuno 16:8)

Avviato da Martin Berkhan, il Metodo Leangains è consigliato agli appassionati di fitness che vogliono perdere grasso e costruire muscoli.

Il metodo di digiuno Leangains prevede che tu possa mangiare solo entro un lasso temporale di 8 ore durante la giornata.

Durante il periodo di digiuno non si devono consumare calorie, anche se è consentito assumere alimenti privi di calorie, come acqua, caffè, tisane o thè senza zucchero.

È molto più facile iniziare a digiunare durante la notte fino al mattino successivo cioè circa sei ore dopo il risveglio.

L'ora e il tipo di cibo che mangerai durante la tua finestra alimentare dipendono in gran parte anche dal momento in cui, se vorrai, potrai decidere di allenarti. Nei giorni in cui ti alleni, sappi che i carboidrati sono più importanti dei grassi.

Tuttavia, nei giorni di riposo devi assumere anche i grassi. È consigliabile un consumo sempre elevato di proteine, ma deve essere proporzionato al tuo obiettivo, al tuo sesso, al tuo livello di attività e al tuo grasso corporeo. Indipendentemente dal modo in cui svolgi la tua attività, è preferibile consumare alimenti integrali e non trasformati, nella scelta dell'apporto calorico. Tuttavia, se non hai molto tempo per un pasto vero e proprio, meglio prendere una barretta o un frullato proteico.

Per la maggior parte delle persone che seguono questo metodo di digiuno, il punto di forza è che la frequenza dei pasti non ha molta importanza, puoi sempre mangiare quando vuoi, a patto che rientri nella finestra alimentare di otto ore.

Tuttavia, anche se l'orario in cui mangi è flessibile, puoi scegliere sempre infatti quando inserire la finestra di 8 ore in cui puoi mangiare, il programma Leangains fast è molto specifico per quanto riguarda il tipo di cibo con cui alimentarti, l'importante in assoluto è che tu scelga sempre un'alimentazione sana, e non troppo ricca di grassi e zuccheri, e che tu inserisca anche carboidrati integrali, soprattutto se ti stai allenando.

#2 – Eat Stop Eat (Digiuno di 24 ore)

Questo programma prevede il digiuno per un giorno intero (24 ore) da fare una o massimo due volte alla settimana. Durante il digiuno è consentito bere bevande senza calorie.

Dopo il periodo di digiuno, puoi tornare a mangiare regolarmente.

Questo metodo di digiuno riduce l'apporto calorico complessivo senza porre limiti a ciò che mangi e a quanto spesso vuoi mangiare, nelle giornate in cui è concesso. È bene notare tuttavia, che incorporare allenamenti regolari, incluso l'allenamento di resistenza, è il punto fondamentale se il tuo obiettivo è la perdita di peso o il miglioramento della composizione corporea.

Anche se è difficile pensare di rimanere senza cibo per 24 ore, e per me personalmente, e per le donne in generale, questa è una forma di digiuno molto difficile da seguire.

Il digiuno di Eat Stop Eat ha comunque un lato positivo: è un'opzione piuttosto flessibile. Non devi seguire rigorosamente la regola il primo giorno di digiuno. Puoi iniziare il digiuno gradualmente, seguendolo più a lungo che puoi, e poi aumentarne pian piano la durata, per dare al tuo corpo il tempo necessario per adattarvisi.

Potrebbe essere vantaggioso iniziare questo tipo di digiuno in un giorno in cui sei molto impegnato, e hai poco tempo per pensare al cibo, oppure anche decidere di intraprenderlo durante il fine settimana, in modo da poter passare le ore di lontananza dal cibo in relax o dormendo, così permetterai al tuo organismo anche di recuperare con il riposo. Un altro vantaggio dell'Eat Stop Eat è che non ci sono cibi proibiti, non ci sono restrizioni nella dieta e non si contano le calorie. Anche la quantità di cibo assunta non è mai un problema. Tuttavia, devi saper moderare i tuoi pasti, ad esempio potrai mangiare una fetta di torta, ma non tutta, altrimenti invece che beneficiarne, andrai a peggiorare la situazione.

I lunghi orari di Eat Stop Eat Fast talvolta però si rivelano impegnativi per alcune persone, soprattutto per chi inizia. Mentre il tuo corpo si sta ancora adattando, potrai avvertire alcuni sintomi come stanchezza, debolezza, mal di testa o vertigini e irritabilità. Tutti questi sintomi ti potrebbero invogliare a interrompere il digiuno. Tuttavia sappi che questi sintomi diminuiscono con il tempo, mentre è necessario un grande autocontrollo da parte tua nella prima fase, per superare tutte queste sensazioni poco piacevoli.

#3 - La dieta del guerriero (dieta 20/4)

Questo metodo, che si ispira alle abitudini alimentari dei guerrieri di un tempo, ti permette di digiunare per 20 ore al giorno e di consumare un pasto abbondante la sera. Durante il periodo di digiuno è fondamentale consumare un pasto di qualità piuttosto che un pasto abbondante. Tuttavia, ti è consentito un consumo leggero durante il giorno, come qualche porzione di frutta e verdura cruda, o qualche frullato di proteine se ne senti il bisogno. Alcuni ''guerrieri'' che praticano questa dieta contestano questa opzione, ritenendo che se si esercita questo vantaggio, allora non si tratta più di un vero e proprio digiuno.

Questo metodo di digiuno intermittente dovrebbe promuovere la vigilanza, stimolare la combustione dei grassi e aumentare l'energia massimizzando la reazione di lotta o fuga del sistema nervoso simpatico. Lo stato di alimentazione di quattro ore, mira a massimizzare la capacità del sistema nervoso parasimpatico di aiutare il corpo a recuperare. Allo stesso modo, favorisce la calma, il rilassamento e la digestione, aiutando l'organismo a generare ormoni e a bruciare i grassi durante il giorno. Inoltre, conta anche l'ordine in cui si mangiano determinati gruppi di alimenti. Secondo questo metodo, dovresti iniziare con le verdure, poi ,i grassi e le proteine. Se non sei ancora sazio, solo allora potrai assumere dei carboidrati.

Molti preferiscono questo metodo di digiuno intermittente perché ti permette di consumare alcuni piccoli pasti o spuntini, che possono aiutarti a superare il periodo di digiuno, e chi lo ha praticato ha testimoniato di aver ottenuto un notevole aumento del livello di energia, e una perdita di grasso duratura, mentre seguivano questa dieta.

Sicuramente può essere meglio fare qualche spuntino, piuttosto che rimanere senza cibo per più di 20 ore. Tuttavia avere indicazioni rigide su cosa mangiare e quando mangiarlo, si rivela impegnativo nel lungo periodo. Inoltre, consumare un solo pasto principale la sera, secondo le linee guida non è molto adatto a tutti, soprattutto per le persone che preferiscono un'assunzione di cibo non troppo abbondante nella parte finale della giornata.

#4 - Perdita di grasso per sempre

Il metodo Fat Loss Forever (che letteralmente significa perdita di grasso per sempre) è un ibrido delle tre pratiche Eat Stop Eat, la Dieta del Guerriero e il Leangains, in quanto le combina tutte in un unico piano. Inoltre, ogni settimana è consentito un giorno di dieta ad alimentazione "libera", seguito da un digiuno di 36 ore. Il resto del ciclo di una settimana viene poi suddiviso tra i diversi metodi di digiuno.

Con questo metodo, si consiglia di fare il digiuno più prolungato nei giorni in cui sei più attivo, questa pratica ti permetterà di concentrarti sulla tua produttività piuttosto che sulla fame. Il digiuno intermittente è integrato da programmi di allenamento, anche con pesi, che hanno lo scopo di aiutare i partecipanti a massimizzare la perdita di grasso in modo efficiente.

I fondatori di questo programma, John Romaniello e Dan Go, credono che ogni persona è praticamente a digiuno ogni giorno, ad esempio nelle ore in cui dormiamo, oppure nelle ore in cui non mangiamo, solo che facendolo in modo involontario e senza disciplina, non riusciamo a coglierne i vantaggi che al contrario potremmo trarne.

Il metodo Fat Loss Forever prevede un programma di sette giorni che aiuta il tuo corpo ad abituarsi a mangiare durante un orario strutturato, inoltre include una giornata di dieta libera in cui si può mangiare ciò che si vuole, questo potrebbe rendere il programma preferibile a molti.

Al contrario la giornata di alimentazione libera potrebbe destabilizzare al tempo stesso, in quanto alcuni non sapendola gestire e abbuffandosi in modo insano ne perderebbero i benefici, inoltre il programma di digiuno che varia da un giorno all'altro, lo rende confuso e difficile da seguire.

#5 - UpDayDownDay (Digiuno a giorni alterni)

Il più semplice di tutti i metodi di digiuno intermittente, è il digiuno a giorni alterni o metodo UpDayDownDay, ti permette di assumere una quantità minima di cibo in un giorno e di tornare a mangiare normalmente il giorno successivo. Questa pratica mira a ridurre il livello di assunzione di calorie di 1/5 rispetto al normale apporto calorico richiesto durante il giorno di digiuno. Supponiamo che il livello normale di calorie per gli uomini sia di 2.500 e per le donne di 2.000; in un giorno di digiuno, il livello deve essere portato a 500 per gli uomini e a 400 per le donne.

Per facilitarti il compito durante il periodo di "down", opta per un pasto sostitutivo come i frullati proteici. Puoi scegliere frullati che sono arricchiti di sostanze nutritive essenziali e puoi consumarli a sorsi durante la giornata piuttosto che optare per piccoli pasti. Tuttavia, tieni presente che i sostitutivi dei pasti, come questi frullati, sono consigliabili solo durante le prime due settimane di digiuno ed è indicato consumare pasti veri e propri, durante le successive settimane di digiuno.

Dopo il giorno di "down", puoi tornare a mangiare regolarmente, nel giorno successivo.

Se stai seguendo un regime di allenamento, dedicati ai giorni di esercizio fisico intenso in quelli di alimentazione normo calorica, perché sarebbe difficile per te andare in palestra o allenarti nei giorni di ipocalorica.

Poiché questa opzione è incentrata sulla perdita di peso, è perfetta per te se il tuo obiettivo è quello di perdere peso. Nelle persone che riducono le calorie del 20-25 per cento, in media si registra una perdita di circa 2 chili e mezzo ogni settimana, come riportato dai vari studi anche su internet.

Questo metodo di digiuno intermittente è facile da seguire, ma c'è sempre la tendenza ad esagerare durante la giornata in cui si possono consumare pasti regolari. Il trucco per rimanere in linea è quello di pianificare e preparare i pasti in anticipo, in modo da non doversi abbandonare a un'abbuffata o a un pasto in ogni caso eccessivo, nei momenti in cui ti è concesso mangiare.

#6 - Dieta del digiuno (digiuno 5:2)

Il metodo di digiuno intermittente della Dieta Fast è noto anche come 5:2. Come dice il nome stesso, devi sottoporti a 2 giorni di digiuno e a 5 giorni di alimentazione regolare nell'arco di una settimana. Nei giorni normali non dovrai preoccuparti dell'apporto calorico, ma nel resto della settimana (2 giorni di digiuno) dovrai ridurre le calorie, ad esempio 500 per le donne e 600 per gli uomini. Con questi due giorni a scelta ogni settimana, è più facile seguire questo tipo di regime alimentare, anche se potrebbe essere necessario più tempo per perdere peso in questo modo, rispetto agli altri metodi di digiuno intermittente.

#7 - Daniel Fast

Daniel Fast è un digiuno di 28 giorni che combina fede spirituale e nutrizione attraverso l'assunzione illimitata di cibi integrali e non lavorati, tipo vegetali legumi e acqua da bere. Questo metodo di digiuno è popolare tra i credenti cristiani perché si basa sulle fondamenta bibliche descritte nel Libro di Daniele. (Daniele 1-10). Piuttosto che limitare l'assunzione di calorie o concentrarsi sulla perdita di peso, il digiuno di Daniele limita il tipo di cibo consumato per aumentare la qualità dei nutrienti assunti.

Sebbene abbia un orientamento più religioso, la ricerca scientifica supporta il "Digiuno di Daniel". Secondo il T. Collin Campbell Center for Nutrition Studies, i ricercatori hanno rivelato che le persone affette da malattie cardiovascolari o disfunzioni metaboliche hanno registrato un miglioramento quando hanno attuato le abitudini alimentari di questo tipo di digiuno.

Punti da tenere in considerazione

- Sapere a cosa andrai incontro durante il digiuno intermittente e scegliere il metodo di digiuno migliore per il tuo stile di vita ti garantirà il successo.

- La lentezza è il modo migliore per procedere se sei alle prime armi con il digiuno. Tampona il tuo percorso per prevenire e ridurre i sintomi della disintossicazione e della keto-fluenza.

- Puoi iniziare a digiunare lentamente facendo un digiuno di frutta o di succo di frutta di un giorno utile anche per depurarti, e poi provare il metodo Leangains (digiuno 16:8) magari abbinando la maggior parte delle ore di digiuno al sonno, quindi la sera e la notte per sentire meno il senso di fame.

- Quando il tuo corpo si sarà adattato allo stato di digiuno, scegli il metodo di digiuno più comodo per te, tra cui il Metodo Leangains (digiuno 16:8), Eat Stop Eat (digiuno di 24 ore), The Warrior Diet (dieta 20/4), Fat Loss Forever, UpDayDownDay (digiuno a giorni alterni), Fast Diet (digiuno 5:2) e Daniel Fast.

CAPITOLO 5

DIVENTARE CON SUCCESSO UNA PERSONA PIÙ SANA

P rima di iniziare il digiuno intermittente, è anche importante che tu ti prepari mentalmente. Il digiuno intermittente infatti richiede una certa disciplina e impegno, quindi devi essere motivato, e determinato a farlo. Prenditi il tempo necessario per riflettere sui tuoi obiettivi e su come il digiuno intermittente può aiutarti a raggiungerli. ·

Inoltre, è importante che tu pianifichi i tuoi pasti in modo adeguato. Se sei abituato a mangiare frequentemente durante il giorno, potrebbe essere utile iniziare con la modalità 16/8, che prevede un periodo di digiuno di 16 ore e un periodo di alimentazione di 8 ore. In questo modo, puoi scegliere di mangiare solo due pasti al giorno, ad esempio a pranzo e cena, e digiunare per il resto della giornata.

Puoi anche pianificare i tuoi pasti in modo da consumare cibi che favoriscono la sazietà e il controllo dell'appetito. Ad esempio, puoi scegliere alimenti ricchi di fibre, proteine e grassi sani, come verdure, carni magre, pesce, uova, noci e semi. In questo modo, sentirai meno fame durante il periodo di digiuno, e sarà più facile resistere alla tentazione di mangiare cibi poco salutari.

216

Durante il periodo di digiuno, è normale sentire fame e appetito. Tuttavia, ci sono alcune strategie che puoi utilizzare per gestire queste sensazioni. Ad esempio, puoi bere acqua, thè o caffè e tisane senza zucchero, che possono aiutare a ridurre la fame e l'appetito. Puoi anche impegnarti in attività che ti distraggono, come lavorare, leggere o fare una passeggiata.

Inoltre, è importante che tu presti attenzione al tuo corpo e alle sue reazioni. Se inizi a sentirti debole o affaticato, potrebbe essere necessario interrompere il digiuno intermittente o ridurre la sua durata. Inoltre, se hai patologie o condizioni particolari, è importante che tu parli con un medico o un nutrizionista prima di iniziare con il digiuno intermittente.

In sintesi, per intraprendere la dieta intermittente devi prepararti mentalmente, pianificare i tuoi pasti, gestire la fame e l'appetito e prestare attenzione al tuo corpo. In questo modo, sarai in grado di sfruttare al meglio i benefici del digiuno intermittente e migliorare la tua salute e il tuo benessere. Il digiuno intermittente e la restrizione calorica sono un cambiamento salutare. Durante la transizione, vivrai sicuramente dei giorni difficili. Ecco alcuni consigli che renderanno il viaggio più facile.

Preparati ai sintomi della disintossicazione e della chetosi.

A meno che il digiuno non sia già diventato una parte regolare della tua routine di salute, sperimenterai molti sintomi man mano che il tuo corpo si concentra sull'eliminazione delle scorie metaboliche e si adatta a diventare una macchina brucia-grassi da un sistema alimentato a glucosio.

Tra i tanti sintomi del digiuno, ecco quelli più comuni e come affrontarli in modo efficace.

Disturbi del sonno e stanchezza

Il digiuno stimola l'eliminazione delle tossine che richiedono un carico di lavoro più significativo del solito, per cui ti sentirai più stanco del solito. Ci vorranno almeno 3 giorni per permettere al tuo corpo di superare la fame, e le voglie delle vecchie abitudini e del cibo. Il digiuno consiste in un'astinenza limitata o completa dal cibo, ad eccezione dei liquidi. L'acqua è un'ottima idea per iniziare la pratica nei giorni in cui puoi riposare.

Fai dei sonnellini ogni volta che puoi e vai a letto entro le 22:00, assicurandoti di dormire almeno 8 ore di sonno ogni notte. Il tuo corpo nel mentre lavorerà in modo efficiente per depurarsi e ripararsi intanto che dormi. Segui una routine di esercizi moderati o leggeri. Evita lo stress, sia esso mentale, emotivo o fisico, perché è controproducente per il tuo digiuno.

Mal di testa

Il mal di testa di solito è dovuto al fatto che durante il digiuno si abbandonano alcune cattive abitudini, come l'eliminazione di cibi elaborati e zuccheri, la caffeina e le bevande alcoliche, che creano un'astinenza che provoca il mal di testa.

Durante il periodo di digiuno potresti anche soffrire di disidratazione, che è anche causa di mal di testa. Bevi molta acqua, almeno 8-10 bicchieri pieni di acqua filtrata al giorno.

Nausea

Modificare lo stile di vita e la dieta e scegliere alimenti più sani può causare una leggera nausea. Il modo migliore per evitare questo sintomo è una corretta idratazione. La nausea di solito passa dopo un paio di giorni.

Se il sintomo si trasforma in vomito, è possibile che il tuo corpo si stia disintossicando troppo velocemente. Il tuo sistema potrebbe cercare di espellere le tossine più velocemente di quanto riesca a fare.

La cosa migliore da fare in questi casi è cambiare il metodo di digiuno.

I sintomi della disintossicazione possono evolvere in sintomi di chetosi, tra cui sintomi influenzali, eruzioni cutanee e, molto raramente, vomito.

Voglie e fame

Durante le ore di digiuno ti succederà di avere anche fame, ma non preoccuparti perché questa scomparirà nel giro di 1 o 2 giorni, a mano a mano che il tuo organismo si abituerà al tuo nuovo piano alimentare. Inoltre, eliminerai molti cibi e bevande che il tuo corpo consuma abitualmente, come ad esempio gli alimenti trasformati e lo zucchero, la caffeina e le bevande alcoliche. La riduzione o l'eliminazione di questi scatenerà sicuramente un desiderio di mangiare per sopperire quei cibi che hai eliminato e modificato. Quando si manifesta questo senso di fame bere acqua, delle tisane o del thè caldo senza zucchero, farà subito attenuare questi sintomi.

Rimani idratato

L'acqua ti aiuterà a mantenerti idratato durante il periodo di digiuno, favorendo anche la combustione dei grassi e il buon funzionamento del metabolismo.

Preferire il digiuno notturno

Quando la maggior parte delle ore di digiuno si svolge durante la notte, è più facile per te superare il senso di fame, infatti mentre riposi non penserai alla fame e potrai evitare con maggior facilità le voglie di cibo.

Trasforma il tuo modo di pensare

Se pensi al digiuno come a una forma di privazione del cibo ti troverai ad averne sempre più voglia e desiderio. Se invece lo consideri solo una forma di pausa dal cibo, sentirai meno i morsi della fame. Pertanto, controllare la tua mentalità, anche attraverso qualche breve meditazione, può aiutarti a superare il digiuno con maggiore tranquillità.

Inizia quando sei impegnato

È meglio iniziare il digiuno quando sei carico di attività, perché questo aiuterà la tua mente a non pensare al cibo. Quando infatti pensiamo alla nostra dieta intermittente, e ci concentriamo sull'impossibilità per diverse ore di mangiare, il nostro pensiero al cibo sarà ancora maggiore, mentre se saremo distratti da altre attività, le ore passeranno via velocemente, e arriverà presto il momento in cui ci potremo godere un sano, soddisfacente e abbondante pasto.

Vai in palestra o fai movimento

Combinare l'allenamento con il digiuno intermittente ti aiuterà ad ottimizzare i risultati.

L'esercizio non deve essere necessariamente duro. Scegli qualcosa di semplice, potrebbe essere anche una bella passeggiata all'aria aperta, oppure un allenamento a corpo libero in palestra o semplicemente anche eseguire i facili esercizi di fitness allegati in questo libro, utili per aiutarti a mantenere attivo il corpo ed il metabolismo, puoi fare questo anche solo 2-3 volte a settimana, per iniziare a vederne i risultati.

Ora che hai una chiara visione d'insieme di ciò che sta andando di moda e per la maggiore nei programmi di salute e fitness, cioè il digiuno intermittente, e che hai appreso tutti i suoi vantaggi e i suoi benefici, ma anche gli aspetti più ostici da dover affrontare, sei libero di scegliere il piano migliore per te. Anche se tutti si dimostrano efficaci, devi considerare il tuo stile di vita per scegliere l'opzione migliore e trarne il massimo beneficio.

Infine, devi tenere presente che il digiuno intermittente non è mai una dieta assoluta e quindi funziona bene anche in abbinamento con quasi tutti i tipi di programma alimentare. In altre parole, puoi seguire il digiuno intermittente qualunque siano le tue preferenze e le tue restrizioni nutrizionali. Puoi essere un fanatico della dieta Paleo, un seguace rigoroso della dieta a basso contenuto di carboidrati, un sostenitore sfegatato della dieta vegana, chetogenica, a basso contenuto di grassi o di qualsiasi altro tipo di piano nutrizionale, e puoi facilmente integrarlo con il digiuno intermittente. Il digiuno intermittente è uno stile di vita alimentare, che in ogni caso ti aiuterà a raggiungere un corpo sano, magro e forte.

Da tenere presente:

- Durante la transizione da un sistema alimentato dagli zuccheri a una macchina brucia-grassi, dovrai affrontare alcuni effetti collaterali che ti ho già descritto dettagliatamente.

- Devi prepararti alla disintossicazione e ai sintomi della cheto-influenza, tra cui disturbi del sonno e stanchezza, mal di testa, nausea, voglia di mangiare e fame.

- Puoi facilmente prevenire e rimediare a questi effetti collaterali rimanendo idratato, preferendo il digiuno notturno, trasformando il tuo processo mentale, iniziando il digiuno nei giorni più impegnativi e nelle ore in cui sei più occupato, oppure nei week end per dedicarti al sonno e al riposo, e facendo movimento.

CAPITOLO 6
COME INTEGRARE IL DIGIUNO INTERMITTENTE IN UNA ROUTINE QUOTIDIANA

Se sei arrivata/o a leggere fino a qui ti faccio i miei complimenti, perché di sicuro sei una persona che non molla facilmente, al primo scorgere di possibili difficoltà, e quindi probabilmente ti interessa sapere come integrare il digiuno intermittente nella tua vita quotidiana, anche in situazioni sociali e durante i viaggi. Non preoccuparti, ci sono molti modi per adattare questa pratica alimentare al tuo stile di vita senza rinunciare al piacere di socializzare o scoprire nuove destinazioni. In questo capitolo, ti darò alcuni consigli utili per farlo.

Prima di tutto, è importante sottolineare che il digiuno intermittente non è una dieta restrittiva, ma piuttosto una pratica alimentare che si basa sul controllo delle finestre di alimentazione e digiuno. Ciò significa che non devi necessariamente evitare situazioni sociali o viaggi solo perché stai seguendo il digiuno intermittente. Tuttavia, è fondamentale pianificare la tua giornata o il tuo viaggio in modo da poter rispettare le tue finestre di digiuno e di alimentazione.

Innanzitutto, è importante scegliere il regime di digiuno intermittente che meglio si adatta alla tua routine quotidiana. Ad esempio, se sei una persona che ama la colazione e non vuole rinunciarci, potresti scegliere il regime 16/8, che prevede 8 ore di finestra di alimentazione e 16 ore di digiuno. In questo modo, puoi fare colazione alle 8 del mattino e terminare di mangiare alle 4 del pomeriggio. Invece, se sei una persona che fa spesso tardi la sera, potresti preferire il regime OMAD, una variante della dieta del guerriero che abbiamo già visto, e che come dice il nome, acronimo inglese di One Meal A Day, che significa letteralmente un pasto al giorno, e prevede appunto un solo pasto al giorno, potresti fare il tuo pasto serale alle 20.00 e poi digiunare fino alle 20.00 del giorno successivo.

Per affrontare le situazioni sociali, posso assicurarti che la pianificazione è la chiave. Ad esempio, se hai un appuntamento per una cena con amici o colleghi, puoi pianificare la tua finestra di alimentazione in modo da includerci quella cena e quindi digiunando nella prima parte della giornata. In questo caso, potresti scegliere dunque di non mangiare durante il giorno, e poi fare la cena con i tuoi amici senza nessun problema. Oppure, potresti scegliere di posticipare l'inizio della finestra di digiuno il giorno dopo, in modo da poter godere appieno della cena senza interrompere la pratica del digiuno intermittente. In ogni caso, ricorda di scegliere cibi sani e leggeri durante la cena, per non appesantire la digestione e per rispettare la finestra di alimentazione.

Inoltre, se sei invitato a una festa o a un evento che dura tutta la notte, puoi optare per bevande a zero calorie (da assumere solo in questi casi in quanto non troppo consigliate) o degli snack sani ad esempio a base di verdura o frutta, per tenere sotto controllo la fame e l'appetito.

Durante i viaggi, la pianificazione è ancora più importante. Se viaggi e vuoi continuare a praticare il digiuno intermittente, ti consiglio di scegliere la modalità di digiuno che meglio si adatta al tuo itinerario di viaggio e ai tuoi orari di pasto. Ad esempio, se sei in viaggio in un fuso orario diverso, potresti dover adattare la tua finestra di digiuno in base all'ora locale. Inoltre, se sei in viaggio in un paese con una cultura alimentare diversa, è importante informarsi sui cibi locali e scegliere quelli che rispettano le tue finestre di digiuno.

In ogni caso, è importante non farsi prendere dall'ansia o dallo stress se non si riesce a seguire la pratica del digiuno intermittente durante i viaggi o le situazioni sociali. Ricorda che il digiuno intermittente è una scelta alimentare personale e non dovrebbe essere fonte di stress o di privazione. Se non riesci a seguire il digiuno intermittente durante un viaggio o un evento speciale, non preoccuparti e riprendi la pratica appena possibile.

Inoltre, se stai iniziando con il digiuno intermittente, potrebbe essere utile trovare un partner di supporto, come un amico o un familiare, che stia seguendo la stessa pratica. In questo modo, potrete darvi suggerimenti e supportarvi a vicenda, e condividere esperienze e consigli. Infine, è importante ricordare che il digiuno intermittente non deve diventare un'ossessione o una pratica rigida.

È importante adattare questa nuova scelta alimentare alle esigenze personali e rispettare il proprio corpo e la propria salute. Se hai dubbi o preoccupazioni riguardo al digiuno intermittente, ti consiglio di consultare un medico o un nutrizionista prima di iniziare, in modo da condividere con lui ogni tuo dubbio e perplessità, e avere tutto chiaro prima di intraprenderlo.

In conclusione, integrare il digiuno intermittente nella tua routine quotidiana, affrontare situazioni sociali e viaggiare richiede pianificazione, adattamento e flessibilità. Con questi consigli utili, potrai seguire la pratica del digiuno intermittente senza rinunciare al piacere di socializzare, o scoprire nuove destinazioni. Ricorda di scegliere il regime di digiuno che meglio si adatta alla tua routine quotidiana, di pianificare le tue giornate e i tuoi viaggi in modo da rispettare le tue finestre di alimentazione e digiuno, e di non farti prendere dall'ansia o dallo stress se non riesci a seguire la pratica in alcune situazioni, perché saltare un giorno non è nulla di grave, basterà riprenderlo l'indomani. In questo modo con pazienza, flessibilità e determinazione, potrai integrare il digiuno intermittente nella tua vita quotidiana, e portarlo avanti in modo salutare, piacevole e gratificante.

CAPITOLO 7
STRATEGIE PER COMBATTERE LA FAME
DURANTE IL DIGIUNO INTERMITTENTE

I
n questo capitolo voglio parlarti di alcune strategie che puoi utilizzare per combattere la fame durante il digiuno intermittente. Sappiamo tutti quanto possa essere difficile resistere alla tentazione di mangiare quando siamo affamati, soprattutto quando stiamo digiunando. Tuttavia, ci sono alcune tecniche che puoi utilizzare per ridurre la sensazione di fame, e rendere più facile il tuo digiuno intermittente.

Bevande a zero calorie

Le bevande a zero calorie sono una delle strategie per ridurre la sensazione di fame durante il digiuno intermittente. Questo tipo di bevande sono quelle che contengono meno di 5 calorie per porzione, e includono l'acqua, il thè, il caffè, le tisane e le bevande dietetiche, ma è meglio favorire quelle naturali a quest'ultime artificiali.

L'acqua senza dubbio è l'opzione migliore quando si tratta di bevande a zero calorie. L'acqua abbiamo visto infatti che è essenziale per il corretto funzionamento del corpo, e può aiutare a ridurre la sensazione di fame. Inoltre, bere acqua può contribuire a mantenere il corpo idratato durante il digiuno, e può aiutare a migliorare i processi metabolici. L'assunzione di acqua per essere ottimale andrebbe distribuita nel corso di tutta la giornata, bevendo costantemente più bicchieri di acqua durante le 24 ore.

Il thè è un'altra bevanda a zero calorie che può essere molto utile durante il digiuno intermittente. Il thè verde in particolare è ricco di antiossidanti, e può contribuire a stimolare il metabolismo, questa pianta inoltre è utile per prevenire le malattie cardiovascolari e la formazione di cellule tumorali, e ci aiuterà inoltre, sorseggiandola durante la giornata, a ridurre la sensazione di fame e a migliorare la digestione. Il thè nero e il thè alla menta sono anche buone opzioni da considerare, ma sicuramente il mio preferito è il thè rosso africano, meglio conosciuto come Rooibos. ricco di proprietà antiossidanti ed anche dimagranti e brucia-grassi, quindi un ottimo alleato a zero calorie da abbinare al nostro digiuno.

Il caffè si sa è una bevanda a zero calorie molto popolare, ma va consumato con moderazione durante il digiuno intermittente, in quanto può aiutare a ridurre la sensazione di fame e a stimolare il metabolismo, ma può anche aumentare la produzione di acido nello stomaco, causando malessere e disagio. Inoltre, il caffè contiene come sappiamo la caffeina, che può aumentare la pressione sanguigna, e causare irritabilità e ansia in alcune persone.

Le bevande dietetiche sono un'altra opzione da considerare, ma vanno consumate con molta moderazione durante il digiuno intermittente: contengono infatti dolcificanti artificiali che possono avere effetti negativi sulla salute a lungo termine. Inoltre, molte ricerche sostengono che il consumo di bevande dietetiche può aumentare la sensazione di fame e la voglia di dolci. In generale, le bevande artificiali a zero calorie possono aiutare a ridurre la sensazione di fame durante il digiuno intermittente, ma è importante utilizzarle con molta moderazione e scegliere al contrario solo quelle più salutari. L'acqua è sempre la scelta migliore, ma puoi anche optare di bere il thè o anche tisane non zuccherate per aiutarti a combattere la fame.

Inoltre, è importante ricordare che le bevande a zero calorie non devono sostituire i pasti durante il periodo di alimentazione. Durante la finestra alimentare concessa, è importante mangiare pasti sani e nutrienti, per garantire il corretto funzionamento del corpo, e per mantenere la sazietà durante il periodo di digiuno.

In sintesi, le bevande a zero calorie sono una strategia efficace per combattere la fame durante il digiuno intermittente. Tuttavia, è importante scegliere quelle più salutari, e non sostituirci i pasti durante il periodo di alimentazione.

Attività fisica

L'attività fisica può essere un'ottima soluzione per ridurre la sensazione di fame, e aiutare a mantenere l'equilibrio psicofisico durante il tuo digiuno intermittente.

In primo luogo, l'attività fisica può aiutare a migliorare l'umore e ridurre lo stress, due fattori che spesso contribuiscono alla sensazione di fame. L'esercizio fisico inoltre aumenta i livelli di endorfine, noti anche come "ormoni della felicità", che possono migliorare l'umore e ridurre lo stress. Inoltre, l'attività fisica può aiutare a distrarsi dalla sensazione di fame e a concentrarsi su altre attività.

In secondo luogo, il movimento fisico può aiutare a bruciare calorie e grassi, riducendo così la necessità di assumere cibo durante il digiuno. Quando eserciti il tuo corpo, il tuo metabolismo accelera, bruciando le calorie in eccesso e aumentando la combustione dei grassi. In questo modo, l'attività fisica può aiutare a mantenere alta l'energia durante il digiuno, ridurre la sensazione di fame e migliorare la composizione corporea.

Ci sono diverse tipologie di attività fisica che puoi fare durante il digiuno intermittente, come il cardio ad alta intensità, l'allenamento con i pesi, lo yoga e la camminata veloce. Tuttavia, è importante trovare l'attività fisica che funziona meglio per te, in base ai tuoi obiettivi e alle tue preferenze.

Il cardio ad alta intensità, come la corsa, il salto con la corda, può aiutare a bruciare calorie e grassi in modo rapido ed efficace. L'allenamento con i pesi può aiutare a costruire massa muscolare, che a sua volta accelera il metabolismo e aiuta a bruciare calorie anche a riposo. Lo yoga e la meditazione possono aiutare a ridurre lo stress e l'ansia, migliorando così il tuo umore, e la tua capacità di resistere alla tentazione di mangiare. La camminata veloce può essere un'ottima soluzione per chi non ha mai praticato attività fisica prima e vuole iniziare con un'attività meno impegnativa.

Tuttavia, è importante ricordare che l'attività fisica durante il digiuno intermittente deve essere moderata e adeguata alle tue esigenze e capacità. Non devi forzare il tuo corpo troppo oltre i suoi limiti, poiché potrebbe causare stanchezza, debolezza e persino svenimenti. Inoltre, è importante ascoltare il tuo corpo, e non fare attività fisica se non ti senti in grado di farlo.

Infine, è importante considerare che l'attività fisica durante il digiuno intermittente deve essere accompagnata da un'alimentazione adeguata e una corretta idratazione. Assicurati di bere molta acqua e di mangiare cibi nutrienti e sani durante il periodo di alimentazione, per garantire che il tuo corpo abbia tutte le sostanze di cui ha bisogno per poter funzionare al meglio.

Meditazione

La meditazione è una pratica antica che consiste nel concentrarsi sull'attenzione e sulla respirazione per raggiungere uno stato di calma mentale e fisica. È una pratica che può essere utile in molte situazioni della vita, compreso il digiuno intermittente.

Molte persone sperimentano sensazioni di fame e di debolezza durante il digiuno intermittente, e la meditazione può essere una strategia efficace per affrontare queste sensazioni. Durante la meditazione, ci si può concentrare sulla propria respirazione e sul proprio corpo, in modo da ridurre la sensazione di fame e di ansia. Inoltre, la meditazione può aiutare a rilassare i muscoli e a ridurre la tensione, contribuendo a migliorare il benessere generale.

La meditazione può essere utilizzata in molte forme durante il digiuno intermittente. Ecco alcune tecniche che puoi provare:

- Meditazione guidata: la meditazione guidata è una tecnica in cui si segue la voce di un insegnante o di un'audio guida che ti aiuta a concentrarti sulla respirazione e sulle sensazioni del tuo corpo. Ci sono molte app e video online e su YouTube che offrono meditazioni guidate gratuite.

- Meditazione Vipassana: la meditazione Vipassana è una tecnica di meditazione tradizionale che si concentra sulla consapevolezza e l'osservazione dei pensieri e delle sensazioni. Può aiutare a sviluppare la consapevolezza del tuo corpo e delle tue emozioni, aiutandoti a controllare meglio la tua sensazione di fame durante il digiuno.

- Meditazione Zen: la meditazione Zen è una tecnica di meditazione che si concentra sulla consapevolezza del momento presente e sullo sviluppo dell'attenzione. Può aiutare a ridurre lo stress e l'ansia e a migliorare la concentrazione, aiutandoti a resistere alla tentazione di mangiare durante il digiuno.

La meditazione non è solo utile per combattere la fame durante il digiuno intermittente, ma può avere molti altri benefici per la salute. La meditazione infatti può aiutare a ridurre lo stress e l'ansia, a migliorare il benessere mentale e fisico, e persino a migliorare il sistema immunitario. Inoltre, molte persone trovano che la meditazione sia un'ottima tecnica per migliorare la qualità del sonno.

Per iniziare a praticare la meditazione durante il digiuno intermittente, puoi iniziare con una breve sessione di meditazione ogni giorno, magari di 10-15 minuti, e aumentare gradualmente la durata delle tue sessioni. Trova un posto tranquillo in cui puoi meditare senza distrazioni, ad esempio una stanza silenziosa o un parco. Siediti in modo confortevole e cerca di rilassare i muscoli del tuo corpo. Concentrati sulla tua respirazione, e sulle sensazioni del tuo corpo, e cerca di non giudicare i tuoi pensieri o le tue emozioni.

È importante ricordare che la meditazione non è una soluzione miracolosa per la fame durante il digiuno intermittente, e che ci possono essere momenti in cui la sensazione di fame sarà comunque presente. Tuttavia, la meditazione può aiutare a ridurre l'intensità della sensazione di fame, e aumentare la consapevolezza del proprio corpo e delle proprie emozioni. Inoltre, la meditazione può aiutare a ridurre il sovraccarico mentale, lo stress e l'ansia, fattori che spesso contribuiscono alla sensazione di fame durante il digiuno.

La pratica meditativa può anche essere utilizzata come strategia per migliorare il tuo stato mentale e fisico nel lungo termine. Ci sono molte prove e studi che dimostrano che la meditazione può aiutare a ridurre il rischio di depressione e ansia, migliorare la memoria e la concentrazione, e persino migliorare la salute del cuore.

Altre tecniche di rilassamento

Anche altre tecniche di rilassamento possono aiutare a ridurre lo stress e l'ansia, e migliorare il tuo benessere generale durante il digiuno intermittente.

Le tecniche di rilassamento sono utilizzate da secoli in diverse culture del mondo per migliorare la salute e il benessere mentale. Esistono molte tecniche diverse, ognuna con le proprie caratteristiche e benefici. Qui di seguito ti presenterò alcune delle tecniche di rilassamento più comuni, che puoi utilizzare durante il digiuno intermittente.

Yoga

Lo yoga è una pratica antica che ha origine in India. Si tratta di un insieme di esercizi fisici, respiratori e di meditazione che aiutano a rilassare il corpo e la mente. Lo yoga è molto utile per ridurre lo stress e l'ansia, due fattori che spesso contribuiscono alla sensazione di fame durante il digiuno intermittente.

Puoi praticare lo yoga in qualsiasi momento della giornata, ma la mattina presto o la sera prima di andare a letto sono i momenti ideali per trarne i maggiori benefici. Ci sono molte pose yoga diverse, ma quelle più utili per ridurre la sensazione di fame sono quelle che coinvolgono la respirazione profonda, come la pose della montagna, la pose del guerriero e la pose del gatto.

Respirazione profonda

La respirazione profonda è una tecnica di rilassamento molto semplice ma efficace che puoi utilizzare in qualsiasi momento per ridurre lo stress e l'ansia. La respirazione profonda consiste nell'inspirare lentamente e profondamente attraverso il naso, facendo gonfiare il diaframma, e poi espirare lentamente attraverso la bocca, svuotando completamente i polmoni.

Puoi praticare la respirazione profonda in qualsiasi momento della giornata, anche mentre sei seduto al tuo posto di lavoro o in attesa in fila al supermercato. Se ti senti particolarmente stressato o ansioso durante il digiuno intermittente, ti assicuro che la respirazione profonda può aiutarti a calmarti e a ridurre la sensazione di fame.

In conclusione, le tecniche di rilassamento sono un'ottima strategia per combattere la fame durante il digiuno intermittente. Lo yoga, la respirazione profonda e la meditazione sono solo alcune delle tecniche di rilassamento che puoi utilizzare per ridurre lo stress e l'ansia durante il digiuno intermittente. Tuttavia, ci sono molte altre tecniche che puoi sperimentare e trovare quella che funziona meglio per te.

Massaggio

Il massaggio è un'altra tecnica di rilassamento che può aiutarti a ridurre la sensazione di fame durante il digiuno intermittente. Il massaggio consiste nell'applicare pressione su parti specifiche del corpo per ridurre la tensione muscolare e migliorare la circolazione sanguigna.

Puoi farti fare un massaggio da un professionista o puoi auto-massaggiare alcune parti del corpo, come il collo, le spalle e le mani. Il massaggio può aiutarti a ridurre lo stress e l'ansia, sarà piacevole utilizzare durante il trattamento anche degli olii essenziali naturali, come quello di lavanda o di pompelmo, che contribuiranno a migliorare il tuo stato mentale e fisico.

Musica

La musica è un'altra tecnica di rilassamento molto utile per ridurre la sensazione di fame durante il digiuno intermittente. La musica può aiutarti a rilassarti e a migliorare il tuo stato d'animo, riducendo così la sensazione di fame.

Puoi ascoltare la musica in qualsiasi momento della giornata, ma la sera prima di andare a dormire è il momento ideale per trarne i maggiori benefici. Puoi scegliere la musica che preferisci, ma quella classica o la new age e la musica ambient sono spesso utilizzate per fini terapeutici.

In sintesi, le tecniche di rilassamento sono un'ottima strategia per combattere la fame durante il digiuno intermittente. Lo yoga, la respirazione profonda, la meditazione, il massaggio e la musica sono solo alcune delle tecniche di rilassamento che puoi utilizzare per ridurre lo stress, l'ansia, e anche il senso di fame. Sperimenta come ho fatto io tra le diverse tecniche che ti ho proposto qui sopra, e trova quella che funzionano meglio per te, per far sì che il tuo percorso di digiuno si trasformi in un momento di benessere a 360 gradi.

ESERCIZI PER RISVEGLIARE IL METABOLISMO E TENERSI IN FORMA

Qui di seguito ti mostrerò alcuni semplici esercizi di attività fisica da eseguire comodamente a casa tua, li potrai abbinare al tuo nuovo piano alimentare di digiuno intermittente, e vedrai che ti aiuteranno non solo a mantenere attivo il tuo metabolismo, ma anche a mantenere il tuo corpo in forma e in salute; difatti l'attività fisica aumenta il dispendio di energia, il tutto andrà a unirsi agli effetti benefici del digiuno intermittente, con il risultato di un cambiamento positivo ancora più grande, cioè l'aumento della tua massa magra a svantaggio di quella grassa, il tutto per arrivare ancora più agevolmente all'obiettivo che ti sei prefissato, cioè ritornare in forma, mantenendoti al tempo stesso anche in perfetta salute.

Ti consiglio però, nel momento in cui ti alleni e segui la dieta del digiuno intermittente, di fare i tuoi allenamenti prima del pasto principale, in modo da non essere appesantito, e quindi con poche energie, e sarebbe inoltre consigliabile svolgere gli allenamenti preferibilmente al mattino, iniziando gli esercizi in modo leggero e aumentandone l'intensità gradualmente.

Potrai però talvolta cambiare gli orari in cui li esegui, se ad esempio andrai a correre o a passeggiare all'aria aperta potrai farlo quando ti rimarrà più comodo, in modo da non far abituare il tuo organismo sempre agli stessi ritmi.

Ti propongo qui dei semplici esercizi da fare in serie per consolidare e rassodare tutta la struttura muscolare del tuo corpo.

È possibile ripetere le sequenze una o più volte in base alla resistenza del tuo fisico, puoi in ogni caso iniziare lentamente andando ad aumentare le sequenze piano piano nel tempo, in modo da intensificare gradualmente l'allenamento.

Rassodamento glutei

Credo che possedere dei glutei alti e sodi sia il desiderio di tutti, in ogni caso realizzarlo non è poi così difficile, basta difatti eseguire gli esercizi giusti per rendere sodi i glutei aumentandone la massa e il tono muscolare, scopriamone alcuni insieme.

Slanci posteriori glutei

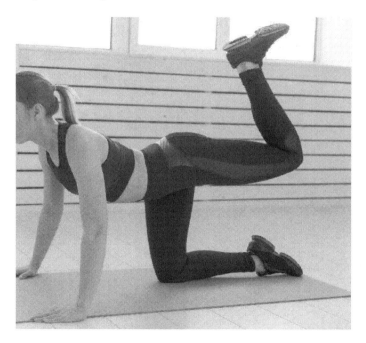

Puoi eseguire questo esercizio o a corpo libero oppure puoi decidere di farlo anche con delle cavigliere zavorrate o con degli elastici, aumentando chiaramente lo sforzo e il dispendio energetico. Mettiti carponi e slancia all'indietro una gamba che avrai piegato con il piede a martello, mantenendo una linea dritta con la schiena: alza quindi la gamba oltre la linea della schiena e riportala poi nella posizione di partenza. Ripeti l'esercizio in serie da 15 per 2 volte per gamba.

Slanci laterali glutei

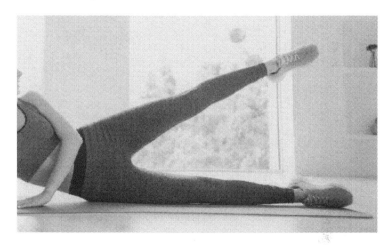

Stenditi dapprima su di un fianco e appoggia la testa sul braccio che hai a terra. Porta l'altro braccio sopra al fianco e appoggia la mano a terra, quindi alza la gamba verso l'alto e abbassala, senza farla toccare sulla gamba che è appoggiata a terra. Fai 10 serie poi cambia gamba eseguendo l'esercizio sull'altro fianco e ripetilo per 3 serie su ogni lato.

Sollevamento bacino glutei

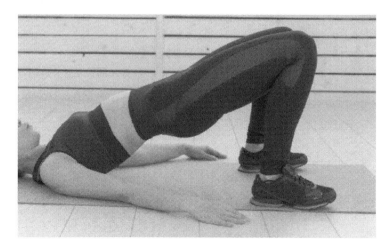

Mettiti a terra e distendi le braccia lungo il corpo, poi piega le gambe mantenendo la pianta del piede ben appoggiata a terra. Alza quindi il bacino verso l'alto in modo che il tuo corpo assuma una forma triangolare e lascia le spalle attaccate a terra. Abbassa il bacino senza far toccare il sedere sul pavimento e poi risolleva ripetendo l'esercizio. Fai delle serie da 15 sollevamenti per 3 volte.

Esercizi per gli addominali

Gli addominali sono un'altra parte del corpo molto importante da allenare in quanto spesso ci si ritrova con una pancetta non molto simpatica da sfoggiare, risolvere questo problema può sembrarci difficile, ma non è impossibile, per questo ti propongo degli esercizi per gli addominali mirati ad ottenere un addome più piatto e tonico che andrà a migliorare ancora di più seguendo il piano alimentare qui consigliato, a poco a poco sarà facile inserirli nella tua quotidianità e farli diventare un vero e proprio stile di vita più sano ed efficace, per ottenere in breve tempo i risultati desiderati.

Allenamento addominali a terra pedalata

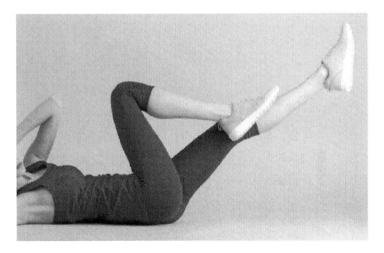

Sdraiati con la schiena a terra e solleva le gambe in modo da mimare quando si pedala in bicicletta, cercando di distendere le gambe il più possibile. Tieni le braccia piegate dietro la nuca e cerca di non toccare mai a terra con i talloni. In questo modo si andranno a contrarre i muscoli addominali che inizieranno a lavorare. Fai l'esercizio per qualche minuto.

Per sviluppare inoltre l'equilibrio e la resistenza, si possono usare attrezzi cedevoli, può andare bene anche un semplice cuscino che abbiamo in casa, in alternativa è possibile acquistare basi instabili di gomma morbida, che ci aiutano a contrastare lo sbilanciamento del corpo ed a mantenere una postura corretta.

Allenamento addominali, cosce e glutei con lavoro sull'equilibrio

Lavorando sull'equilibrio si potenziano molto gli addominali, inoltre questo esercizio è utile per far lavorare al tempo stesso, e in modo completo, anche tutta la restante muscolatura del corpo.

Puoi utilizzare per questo esercizio un semplice cuscino che usi abitualmente per dormire, e lo potrai utilizzare per tonificare sia gli addominali che per i glutei e le gambe.

Per gli addominali siediti su cuscino e stacca le gambe e i piedi dal pavimento e rimani in equilibrio, rimani fermo con le braccia aperte tirando i muscoli addominali e mantieni la posizione quanto più a lungo riesci. Ripeti l'esercizio più volte.

Per tonificare le gambe siedi su una sedia con i piedi appoggiati bene a terra e metti il cuscino tra le tue gambe all'altezza delle ginocchia, ora inizia a esercitare una pressione stringendo le gambe in modo da comprimere il cuscino. Esegui 10 ripetizioni da 5 secondi per 3 volte.

Per tonificare i glutei sdraiati su un tappeto o tappetino fitness, metti il cuscino tra le gambe che avrai prima piegato e solleva i glutei dal pavimento stringendo al tempo stesso il cuscino tra le gambe. Esegui 10 ripetizioni da 5 secondi per 3 volte.

Esercizi per l'interno coscia

Questo è un allenamento specifico per l'interno coscia, per far sì che l'esercizio sia ancora più efficace puoi utilizzare delle cavigliere zavorrate, ma se non le hai in casa puoi eseguirlo tranquillamente anche senza.

L'interno coscia è un punto critico per alcune di noi, ma non temete, questi sono tutti esercizi semplici ma al tempo stesso molto funzionali.

Esercizio da eseguire sdraiati per interno coscia

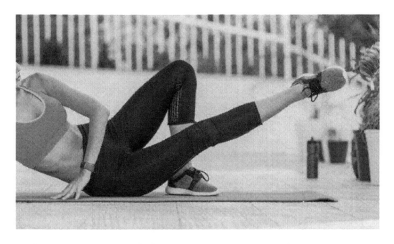

Stenditi a terra possibilmente su un tappetino e posizionati sul lato destro, col gomito destro appoggiato a terra e la mano che sorregge la testa. Piega la gamba sinistra e appoggia il piede e terra dietro al ginocchio destro.

Solleva su e giù la gamba destra tesa mantenendo la punta del piede a martello e alterna poi l'esercizio sull'altro fianco.

Fai l'esercizio per 15 slanci e ripeti per 2 volte per ogni lato.

Gambe in alto esercizio apri e chiudi per rassodare l'interno coscia

Continuiamo a rendere sodo l'interno coscia con quest'altro esercizio:

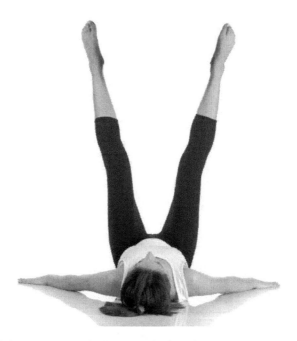

Distenditi a terra con le braccia lungo i fianchi e porta le gambe unite tese verso l'alto. Apri e chiudi le gambe mantenendole distese. Se puoi, mettiti vicino ad una parete e spostati di qualche centimetro dal muro col bacino e con le gambe. Ripeti 10 volte gli slanci per 2 serie.

Allenamento braccia

Eccoti adesso degli esercizi per le braccia che sono infatti come gli addominali ed i glutei una parte del corpo che tutti amiamo avere tonica, infatti purtroppo è spesso la prima a subire le conseguenze di un aumento di peso o di una scarsa attività fisica, inoltre subisce anche una notevole perdita di tono con l'avanzare dell'età, quindi vediamo qui di seguito gli esercizi per poter esibire una '' prova canottiera'' perfetta.

Allenamento braccia con la sedia

Questo allenamento dedicato alla parte superiore del corpo si avvale dell'utilizzo di una sedia. Per tonificare le braccia infatti non servono sempre grandi pesi o attrezzi particolari, il peso del nostro corpo è più che sufficiente.

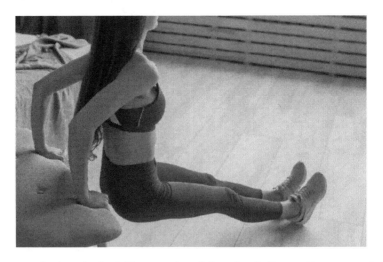

Appoggia i palmi delle mani sul bordo della sedia e metti le gambe davanti a te con i piedi appoggiati bene a terra.

Piega le braccia e vai con il bacino verso terra fino a quanto riesci facendo attenzione a non inarcare la schiena che deve restare più dritta possibile poi risali facendo forza sulle braccia. Ripeti l'esercizio per 10 piegamenti per 2 serie.

Allenamento braccia con pesi

Ecco un altro semplice esercizio per rassodare le braccia molto semplice che può essere eseguito con piccoli pesi che puoi trovare molto facilmente in negozi sportivi o in mancanza di questi vanno benissimo anche semplici bottiglie di acqua piene.

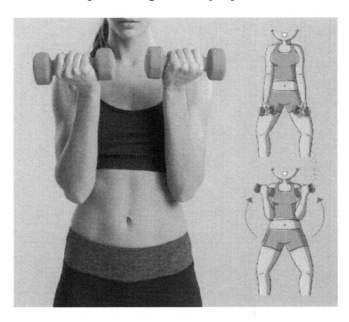

Si parte da in piedi, con le gambe divaricate all'altezza del bacino e le ginocchia leggermente flesse.

Afferra i pesi o le bottiglie d'acqua con una presa salda e tieni le braccia distese. Da questa posizione, piegale verso il petto mantenendo i gomiti fermi e poi distendile di nuovo verso il basso.

Mentre esegui tutto l'esercizio sforzati di mantenere la schiena diritta e gli addominali contratti per proteggere la zona lombare. Inspira ed espira regolarmente e non trattenere il respiro e esegui i movimenti lentamente. Fai 3 serie da 10 ripetizioni.

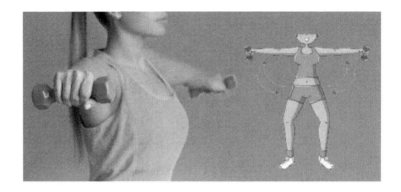

Esegui successivamente lo stesso esercizio allargando le braccia verso l'esterno, in piedi, sempre con le gambe leggermente divaricate e flesse, afferra i pesi in mano, apri e chiudi le braccia fino all'altezza delle spalle, esegui 3 serie da 10 ripetizioni.

_____

Come vedi ci sono molti modi per integrare il tuo nuovo piano alimentare di digiuno intermittente in modo da dare una sferzata di energia al tuo metabolismo, e sicuramente un'ottima modalità è farlo mantenendoti attivo e in movimento, con esercizi semplici ma funzionali come quelli che ti ho appena descritto e che potrai fare in poco più di 20 minuti a casa tua, senza necessariamente dover iscriverti in palestra o spendere soldi per costosi attrezzi.

Qui sopra ti ho descritto esercizi fitness molto facili da eseguire, poi con il tempo a tua discrezione potrai intensificare il numero delle serie, in modo da far sì che il tuo metabolismo si attivi e lavori sempre più intensamente.

Potrai inoltre variare il tipo di allenamento andando qualche volta a correre all'aria aperta, o utilizzando talvolta, se li hai già in casa o la cyclette o il tapis roulant, o semplicemente basterà camminare a passo veloce all'aperto, in modo che il tuo metabolismo sia spinto a variare tipologie di allenamenti, e ad adattarsi a varie e molteplici situazioni andando a evitare monotone routine, per questo potrai cambiare anche gli orari in cui li pratichi, in modo da far sì che l'organismo non si abitui sempre agli stessi ritmi. Questi semplici esercizi fisici serviranno in primo luogo a farti sentire più dinamico e in forma, e poi, in sinergia con il nuovo piano alimentare che adotterai praticando il digiuno intermittente, porteranno a compimento il tuo obiettivo di tornare in forma velocemente, rendendolo in breve tempo una concreta e tangibile realtà.

RICETTE IN EQUILIBRO

A questo punto del libro hai ormai acquisito il concetto che il ''non mangiare'' è solo una parte dello schema del digiuno intermittente, quindi adesso potresti porti la domanda: cosa invece dovrei mangiare nelle ore in cui ci è concesso?

La risposta è semplice, dovresti favorire alimenti naturali come la frutta e la verdura (sia cotta che cruda), i carboidrati preferibilmente integrali o semilavorati, le proteine come carne, pesce e uova, i legumi, i grassi insaturi come pesci grassi, noci, avocado e mandorle, e i latticini preferibilmente non stagionati, come yogurt e formaggio fresco.

Tutti questi cibi indicati sopra sono ottimi ingredienti per creare piatti sani ed equilibrati, e qui di seguito ho aggiunto alcune ricette semplici e sane, con un giusto apporto di nutrienti, da inserire nel tuo piano alimentare per garantirti una dieta equilibrata e sana senza smettere di mangiare con gusto.

RICETTE PER LA COLAZIONE

Frittata di verdure

Porzioni: 2

Tempo di preparazione: 10 minuti

Tempo di cottura: 10 minuti

Ingredienti:

- 4 uova

- 1 tazza di verdure miste tagliate a cubetti piccoli (ad esempio, zucchine, peperoni, cipolle)

- sale e pepe q.b.

- 1 cucchiaio di olio d'oliva

Indicazioni:

1) In una padella antiaderente, scaldare l'olio d'oliva a fuoco medio.

2) Aggiungere le verdure e farle cuocere per circa 5 minuti, finché saranno morbide.

3) In una ciotola, sbattere le uova con il sale e il pepe.

4) Versare le uova nella padella e cuocere la frittata per altri 5 minuti.

5) Servire calda.

Valori nutrizionali per porzione:

Calorie: 220 kcal

Proteine: 16 g - Grassi: 15 g - Carboidrati: 5 g

Pancake ai mirtilli

Porzioni: 2

Tempo di preparazione: 5 minuti

Tempo di cottura: 10 minuti

Ingredienti:

- 1 tazza di farina di mandorle

- 2 uova

- 1/4 tazza di latte di mandorle

- 1/2 tazza di mirtilli freschi

- 1 cucchiaino di lievito per dolci

- 1 pizzico di sale

- 1 cucchiaino di olio di cocco

Indicazioni:

1) In una ciotola, mescolare la farina di mandorle, il lievito per dolci e il sale.

2) In un'altra ciotola, sbattere le uova e aggiungere il latte di mandorle.

3) Versare gli ingredienti liquidi nella ciotola con la farina di mandorle e mescolare bene.

4) Aggiungere i mirtilli all'impasto.

5)	In una padella antiaderente, scaldare l'olio di cocco a fuoco medio.

6)	Versare l'impasto nella padella e cuocere i pancake per circa 2-3 minuti per lato.

7)	Servire caldi.

Valori nutrizionali per porzione:

Calorie: 280 kcal

Proteine: 13 g - Grassi: 21 g - Carboidrati: 11 g

Uova strapazzate con avocado

Porzioni: 2

Tempo di preparazione: 5 minuti

Tempo di cottura: 5 minuti

Ingredienti:

- 4 uova

- 1 avocado maturo

- 1 cucchiaio di olio d'oliva

- sale e pepe q.b.

Indicazioni:

1) In una ciotola, sbattere le uova con il sale e il pepe.

2) Tagliare l'avocado a metà, rimuovere il nocciolo e tagliare la polpa a cubetti.

3) In una padella antiaderente, scaldare l'olio d'oliva a fuoco medio.

4) Aggiungere le uova nella padella e cuocerle mescolando continuamente finché saranno cremose e cotte ma non troppo asciutte.

5) Aggiungere l'avocado a cubetti alle uova strapazzate e mescolare delicatamente.

6) Servire calde.

Valori nutrizionali per porzione:

Calorie: 290 kcal

Proteine: 15 g - Grassi: 24 g - Carboidrati: 8 g

Smoothie alla frutta

Porzioni: 2

Tempo di preparazione: 5 minuti

Ingredienti:

- 1 tazza di frutta mista congelata (ad esempio, fragole, mirtilli, banana)

- 1 tazza di latte di mandorle

- 1 cucchiaio di semi di chia

- 1 cucchiaino di miele

Indicazioni:

1) In un frullatore, aggiungere la frutta mista, il latte di mandorle, i semi di chia e il miele.

2) Frullare tutti gli ingredienti fino ad ottenere un composto liscio e omogeneo.

3) Versare il smoothie in due bicchieri e servire.

Valori nutrizionali per porzione:

Calorie: 160 kcal

Proteine: 4 g - Grassi: 5 g - Carboidrati: 27 g

Torta di mele e mandorle

Porzioni: 8

Tempo di preparazione: 10 minuti

Tempo di cottura: 45 minuti

Ingredienti:

- 2 mele sbucciate e tagliate a cubetti

- 2 tazze di farina di mandorle

- 1/4 tazza di miele

- 4 uova

- 1 cucchiaino di bicarbonato di sodio

- 1/2 cucchiaino di cannella

- 1/4 cucchiaino di sale

- 1/4 tazza di olio di cocco fuso

Indicazioni:

1) In una ciotola mescolare la farina di mandorle, il bicarbonato di sodio, la cannella e il sale.

2) In un'altra ciotola, sbattere le uova con il miele.

3) Aggiungere le mele e l'olio di cocco fuso all'impasto liquido e mescolare bene.

4) Unire gli ingredienti secchi all'impasto liquido e mescolare bene.

5) Versare l'impasto in una tortiera imburrata e infarinata.

6) Cuocere la torta a 180°C per 40-45 minuti finché sarà dorata e cotta al centro.

7) Servire la torta a temperatura ambiente.

Valori nutrizionali per porzione:

Calorie: 330 kcal

Proteine: 10 g - Grassi: 25 g - Carboidrati: 20 g

RICETTE PER SNACK E SPUNTINI

Bruschetta con pomodori e avocado

Numero di porzioni: 2

Tempo di preparazione: 10 minuti

Ingredienti:

- 2 fette di pane integrale

- 1 avocado maturo

- 2 pomodori maturi

- 1 spicchio d'aglio

- Sale e pepe nero

Indicazioni:

1) Tostare le fette di pane integrale.

2) Tagliare l'avocado a metà e rimuovere il nocciolo. Schiacciare la polpa dell'avocado con una forchetta.

3) Tagliare i pomodori a cubetti e tritare l'aglio.

4) Distribuire l'avocado schiacciato sulle fette di pane tostate. Aggiungere i cubetti di pomodoro e l'aglio tritato.

5) Condire con sale e pepe nero.

Valori nutrizionali per porzione:

Calorie: 205 kcal

Proteine: 6 g - Grassi: 10 g - Carboidrati: 24 g

Insalata di pollo e verdure

Numero di porzioni: 2

Tempo di preparazione: 15 minuti

Tempo di cottura: 10 minuti

Ingredienti:

- 200g di petto di pollo

- 2 tazze di lattuga tritata

- 1 carota grattugiata

- 1 cetriolo tagliato a cubetti

- 1 peperone rosso tagliato a cubetti

- 2 cucchiai di olio d'oliva

- 1 cucchiaio di aceto di vino bianco

- Sale e pepe nero

Indicazioni:

1)   Cuocere il petto di pollo in una padella antiaderente per 10 minuti o finché è ben cotto. Lasciar raffreddare e tagliare a cubetti.

2)   In una ciotola grande, unire la lattuga, la carota grattugiata, il cetriolo e il peperone rosso.

3)   Aggiungere il pollo tagliato a cubetti.

4)   Condire con olio d'oliva, aceto di vino bianco, sale e pepe nero.

Valori nutrizionali per porzione:

Calorie: 293 kcal

Proteine: 26 g - Grassi: 14 g - Carboidrati: 14 g

Crostini con hummus e verdure

Numero di porzioni: 2

Tempo di preparazione: 10 minuti

Ingredienti:

- 4 fette di pane integrale

- 1 barattolo di hummus di ceci

- 1 carota tagliata a bastoncini

- 1 peperone rosso tagliato a bastoncini

- 1 cetriolo tagliato a bastoncini

Indicazioni:

1) Tostare le fette di pane integrale.

2) Spalmare l'hummus di ceci sulle fette di pane tostate.

3) Disporre sopra i bastoncini di carota, peperone rosso e cetriolo.

Valori nutrizionali per porzione:

Calorie: 256 kcal

Proteine: 9 g - Grassi: 8 g - Carboidrati: 40 g

Frittata di zucchine

Numero di porzioni: 2

Tempo di preparazione: 10 minuti

Tempo di cottura: 10 minuti

Ingredienti:

- 4 uova

- 1 zucchina tagliata a cubetti

- 1/2 cipolla tritata

- 2 cucchiai di olio d'oliva

- Sale e pepe nero

Indicazioni:

1) In una padella antiaderente, scaldare l'olio d'oliva e aggiungere la cipolla tritata. Cuocere per qualche minuto finché la cipolla è morbida.

2) Aggiungere le zucchine tagliate a cubetti e cuocere per circa 5 minuti, finché sono morbide.

3) In una ciotola, sbattere le uova con sale e pepe nero. Aggiungere le zucchine e mescolare bene.

4) Versare il composto di uova e zucchine nella padella e cuocere a fuoco medio-basso per circa 5 minuti. Poi girare la frittata con una spatola e cuocere dall'altro lato per altri 5 minuti.

Valori nutrizionali per porzione:

Calorie: 198 kcal

Proteine: 13 g - Grassi: 15 g - Carboidrati: 3 g

Muffin alla banana e cioccolato

Numero di porzioni: 4

Tempo di preparazione: 10 minuti

Tempo di cottura: 25 minuti

Ingredienti:

- 2 banane mature

- 2 uova

- 1/2 tazza di farina integrale

- 1/2 tazza di farina di cocco

- 1/2 cucchiaino di bicarbonato di sodio

- 1/2 cucchiaino di lievito in polvere

- 1/2 cucchiaino di cannella in polvere

- 1/4 tazza di gocce di cioccolato

fondenteIndicazioni:

1)   Preriscaldare il forno a 180°C. Rivestire una teglia per muffin con dei pirottini di carta.

2)   In una ciotola, schiacciare le banane con una forchetta. Aggiungere le uova e mescolare bene.

3)   Aggiungere le farine, il bicarbonato di sodio, il lievito in polvere, la cannella e le gocce di cioccolato. Mescolare fino a ottenere un composto omogeneo.

4) Versare il composto nei pirottini di carta, riempiendoli per circa 3/4. Infornare per circa 25 minuti, o finché i muffin sono dorati e se inserendo uno stuzzicadenti al centro ne esce pulito.

5) Lasciar raffreddare i muffin prima di servirli.

Valori nutrizionali per porzione:

Calorie: 185 kcal

Proteine: 5 g – Grassi: 8 g – Carboidrati: 26 g

RICETTE DI PRIMI PIATTI

Spaghetti alle vongole

Porzioni: 2

Tempo di preparazione: 15 minuti

Tempo di cottura: 10 minuti

Ingredienti:

- 160g di spaghetti integrali

- 500g di vongole fresche

- 2 spicchi di aglio e 1 peperoncino piccante

- 1/2 limone

- 1 cucchiaio di prezzemolo tritato

- 2 cucchiai di olio d'oliva, sale e pepe q.b.

Indicazioni:

1) In una padella antiaderente, fare soffriggere l'aglio e il peperoncino nell'olio d'oliva.

2) Aggiungere le vongole e coprire con un coperchio.

3) Cuocere a fuoco alto finché le vongole si saranno aperte.

4) Scolare le vongole e filtrare il loro liquido di cottura.

5) Cuocere gli spaghetti in acqua salata.

6) Aggiungere le vongole al sugo di aglio e peperoncino e farle saltare per qualche minuto.

7) Scolare gli spaghetti al dente e aggiungerli alle vongole. Aggiungere il prezzemolo tritato, il succo di limone e il pepe. Servire caldo.

Valori nutrizionali per porzione:

Calorie: 385 kcal

Proteine: 25g - Carboidrati: 53g - Grassi: 7g

Zuppa di verdure

Porzioni: 4

Tempo di preparazione: 15 minuti

Tempo di cottura: 30 minuti

Ingredienti:

- 1 cipolla

- 2 carote

- 2 gambi di sedano

- 1 zucchina

- 1 patata

- 1 litro di brodo vegetale

- 2 cucchiai di olio d'oliva, sale e pepe q.b.

Indicazioni:

1) Tagliare a cubetti la cipolla, le carote, il sedano, la zucchina e la patata.

2) In una pentola, fare soffriggere la cipolla nell'olio d'oliva.

3) Aggiungere le carote, il sedano e la patata e farle cuocere per qualche minuto.

4) Aggiungere la zucchina e il brodo vegetale e portare a ebollizione.

5) Abbassare la fiamma e far cuocere per 20-25 minuti.

6) Frullare la zuppa con un frullatore a immersione.

7) Aggiustare di sale e pepe e servire caldo.

Valori nutrizionali per porzione:

Calorie: 120 kcal

Proteine: 3g - Carboidrati: 16g - Grassi: 5g

Risotto ai funghi

Porzioni: 2

Tempo di preparazione: 10 minuti

Tempo di cottura: 25 minuti

Ingredienti:

- 160g di riso integrale

- 200g di funghi misti

- 1 cipolla

- 2 spicchi d'aglio

- 1 bicchiere di vino bianco secco

- 600ml di brodo vegetale

- 1 cucchiaio di prezzemolo tritato

- 2 cucchiai di olio d'oliva, sale e pepe q.b.

Indicazioni:

1) In una padella antiaderente, fare soffriggere la cipolla e l'aglio nell'olio d'oliva.

2) Aggiungere i funghi tagliati a fettine e farli cuocere finché saranno morbidi.

3) Aggiungere il riso e farlo tostare per un minuto.

4) Aggiungere il vino bianco e farlo evaporare.

5)   Aggiungere il brodo vegetale poco alla volta, continuando a mescolare il risotto.

6)   Continuare a cuocere il risotto finché il brodo sarà stato assorbito e il riso sarà al dente.

7)   Aggiungere il prezzemolo tritato, il sale e il pepe. Servire caldo.

Valori nutrizionali per porzione:

Calorie: 395 kcal

Proteine: 9g - Carboidrati: 59g - Grassi: 11g

Penne all'arrabbiata

Porzioni: 2

Tempo di preparazione: 10 minuti

Tempo di cottura: 15 minuti

Ingredienti:

- 160g di penne integrali

- 400g di pomodori pelati

- 2 spicchi d'aglio

- 1 peperoncino piccante

- 2 cucchiai di olio d'oliva, sale q.b.

Indicazioni:

1) In una padella antiaderente, fare soffriggere l'aglio e il peperoncino nell'olio d'oliva.

2) Aggiungere i pomodori pelati e farli cuocere per qualche minuto.

3) Frullare i pomodori con un frullatore a immersione.

4) Cuocere le penne in acqua salata.

5) Scolare le penne al dente e aggiungerle al sugo di pomodoro.

6) Aggiustare di sale e servire caldo.

Valori nutrizionali per porzione:

Calorie: 360 kcal

Proteine: 12g - Carboidrati: 65g - Grassi: 8g

Insalata di farro

Porzioni: 2

Tempo di preparazione: 10 minuti

Tempo di cottura: 20 minuti

Ingredienti:

- 120g di farro perlato

- 1/2 cipolla rossa

- 1 pomodoro

- 1 peperone

- 1 cetriolo

- 1 cucchiaio di aceto di vino rosso

- 2 cucchiai di olio d'oliva, sale e pepe q.b.

Indicazioni:

1) Cuocere il farro in acqua salata finché sarà al dente.

2) Scolare il farro e farlo raffreddare.

3) Tagliare a cubetti la cipolla, il pomodoro, il peperone e il cetriolo.

4) In una ciotola, mescolare il farro con le verdure.

5) Aggiungere l'olio d'oliva, l'aceto di vino rosso, il sale e il pepe.

6) Mescolare bene e servire freddo.

Valori nutrizionali per porzione:

Calorie: 310 kcal

Proteine: 8g – Carboidrati: 46g – Grassi: 10g

RICETTE SECONDI PIATTI

Filetto di branzino alla griglia con verdure in agrodolce

Numero di porzioni: 2

Tempo di preparazione: 15 minuti

Tempo di cottura: 10 minuti

Ingredienti:

- 2 filetti di branzino (circa 150g cadauno)

- 1 zucchina

- 1 peperone rosso

- 1 cipolla rossa

- 1 carota

- 2 cucchiai di aceto di mele

- 1 cucchiaio di miele

- Olio extravergine di oliva, sale e pepe q.b.

Indicazioni:

1) Tagliare le verdure a cubetti e farle saltare in padella con un filo di olio per 5 minuti.

2) In un'altra padella grigliare i filetti di branzino per 3-4 minuti per lato.

3) In una ciotola mescolare l'aceto e il miele, aggiungere le verdure e mescolare bene.

4)   Disporre i filetti di branzino sui piatti e guarnire con le verdure. Aggiustare di sale e pepe e servire.

Valori nutrizionali per porzione:

Calorie: 240 kcal

Proteine: 28g - Carboidrati: 16g - Grassi: 7g

Petto di pollo con spinaci e funghi

Numero di porzioni: 2

Tempo di preparazione: 15 minuti

Tempo di cottura: 20 minuti

Ingredienti:

- 2 petti di pollo (circa 150g cadauno)

- 150g di spinaci

- 150g di funghi champignon

- 2 spicchi di aglio

- Olio extravergine di oliva, sale e pepe q.b.

Indicazioni:

1) Pulire i funghi e tagliarli a fette sottili.

2) In una padella antiaderente far rosolare l'aglio con un filo di olio, aggiungere i funghi e far cuocere per 10 minuti.

3) Aggiungere gli spinaci alla padella, farli appassire per un paio di minuti e spegnere il fuoco.

4) In un'altra padella cuocere i petti di pollo per 5-6 minuti per lato, aggiustare di sale e pepe.

5) Disporre il pollo sui piatti e guarnire con gli spinaci e i funghi.

Valori nutrizionali per porzione:

Calorie: 220 kcal

Proteine: 35g - Carboidrati: 5g - Grassi: 6g

Fegato alla veneziana con cipolle

Numero di porzioni: 2

Tempo di preparazione: 10 minuti

Tempo di cottura: 15 minuti

Ingredienti:

- 2 fette di fegato di vitello (circa 150g cadauna)

- 2 cipolle bianche

- 2 cucchiai di aceto balsamico

- 2 cucchiai di olio extravergine di oliva, sale e pepe q.b.

Indicazioni:

1)   Sbucciare le cipolle e tagliarle a fette sottili.

2)   In una padella antiaderente far dorare le cipolle con un filo di olio per 10 minuti.

3)   In una padella a parte cuocere le fette di fegato per 2-3 minuti per lato, aggiustare di sale e pepe.

4)   Aggiungere l'aceto balsamico alle cipolle e mescolare bene.

5)   Disporre le fette di fegato sui piatti e guarnire con le cipolle.

Valori nutrizionali per porzione:

Calorie: 320 kcal

Proteine: 35g - Carboidrati: 10g - Grassi: 15g

RICETTE DOLCI

Panna cotta alle fragole senza zucchero

Numero di porzioni: 2

Tempo di preparazione: 10 minuti

Tempo di cottura: 10 minuti

Ingredienti:

- 250ml di panna fresca

- 100g di fragole fresche

- 1 foglio di gelatina

Indicazioni:

1) In una ciotola ammollare la gelatina in acqua fredda per 5 minuti.

2) In una pentola far scaldare la panna senza farla bollire.

3) Aggiungere la gelatina scolata e mescolare bene fino a quando si scioglie

4) Frullare le fragole e aggiungerle alla panna.

5) Versare la panna in due stampi per panna cotta e lasciarla raffreddare in frigorifero per almeno 2 ore.

6) Sformare la panna cotta sui piatti e guarnire con fragole fresche.

Valori nutrizionali per porzione:

Calorie: 200 kcal

Proteine: 3g - Carboidrati: 8g - Grassi: 17g

Crostata di frutta senza zucchero

Numero di porzioni: 8

Tempo di preparazione: 30 minuti

Tempo di cottura: 30 minuti

Ingredienti:

- 200 g di farina integrale

- 100 g di burro

- 1 uovo

- 1 cucchiaio di miele

- Frutta di stagione (fragole, lamponi, mirtilli, ecc.)

Indicazioni:

1) In una ciotola, mescolare la farina integrale, il burro e l'uovo fino ad ottenere un impasto omogeneo.

2) Aggiungere il miele e impastare ancora.

3) Stendere l'impasto su una teglia da crostata e farcire con la frutta.

4) Cuocere in forno a 180°C per circa 30 minuti.

Valori nutrizionali per porzione:

Calorie: 216 kcal

Carboidrati: 26 g - Proteine: 4 g - Grassi: 11 g - Fibre: 3 g

Torta di mele e cannella senza zucchero

Numero di porzioni: 8

Tempo di preparazione: 20 minuti

Tempo di cottura: 30 minuti

Ingredienti:

- 200 g di farina integrale

- 2 mele

- 2 uova

- 1 cucchiaio di miele

- 1 cucchiaino di cannella

Indicazioni:

1) In una ciotola, mescolare la farina integrale, le uova, il miele e la cannella fino ad ottenere un impasto omogeneo.

2) Tagliare le mele a cubetti e aggiungerle all'impasto.

3) Versare l'impasto in una tortiera e cuocere in forno a 180°C per circa 30 minuti.

Valori nutrizionali per porzione:

Calorie: 145 kcal

Carboidrati: 23 g - Proteine: 4 g - Grassi: 4 g - Fibre: 3 g

Panna cotta al cioccolato fondente

Numero di porzioni: 4

Tempo di preparazione: 10 minuti

Tempo di cottura: 5 minuti

Ingredienti:

- 200 ml di latte di cocco

- 100 g di cioccolato fondente

- 2 g di agar agar in polvere

Indicazioni:

1) In un pentolino, sciogliere il cioccolato fondente a bagnomaria.

2) Aggiungere il latte di cocco e l'agar agar e mescolare fino ad ottenere un composto omogeneo.

3) Versare il composto in 4 stampi per panna cotta e lasciar raffreddare in frigorifero per almeno un'ora.

Valori nutrizionali per porzione:

Calorie: 166 kcal

Carboidrati: 11 g - Proteine: 3 g - Grassi: 12 g - Fibre: 2 g

Biscotti al cocco senza zucchero

Numero di porzioni: 10

Tempo di preparazione: 15 minuti

Tempo di cottura: 15 minuti

Ingredienti:

- 100 g di farina di cocco

- 50 g di burro

- 2 uova

- 1 cucchiaino di lievito per dolci

- 1 cucchiaino di essenza di vaniglia

Indicazioni:

1)   In una ciotola, mescolare la farina di cocco, il burro, le uova, il lievito e l'essenza di vaniglia fino ad ottenere un impasto omogeneo.

2)   Formare dei biscotti dalla forma desiderata e disporli su una teglia rivestita di carta da forno.

3)   Cuocere in forno a 180°C per circa 15 minuti.

Valori nutrizionali per porzione:

Calorie: 88 kcal

Carboidrati: 2 g - Proteine: 2 g - Grassi: 8 g - Fibre: 2 g

Gelato alla fragola senza zucchero

Numero di porzioni: 4

Tempo di preparazione: 10 minuti

Tempo di cottura: 0 minuti

Ingredienti:

- 300 g di fragole

- 100 ml di latte di mandorle

- 2 cucchiai di miele

Indicazioni:

1) Lavare le fragole e tagliarle a pezzetti.

2) Mettere le fragole nel frullatore insieme al latte di mandorle e al miele e frullare fino ad ottenere un composto omogeneo.

3) Versare il composto in una macchina per gelato e seguire le istruzioni per la preparazione.

Valori nutrizionali per porzione:

Calorie: 77 kcal

Carboidrati: 15 g - Proteine: 1 g - Grassi: 1 g

Spero che queste ricette possano esserti utili per seguire una dieta del digiuno intermittente con piatti gustosi e nutrienti! Tieni presente che i valori nutrizionali possono variare leggermente in base ai marchi e alla qualità degli ingredienti utilizzati. Inoltre ti consiglio sempre di consultare un professionista della nutrizione prima di intraprendere qualsiasi regime alimentare.

PIANO ALIMENTARE

Q ui di seguito ti ho inserito un esempio di menù settimanale, per la durata totale di 21 giorni, particolarmente indicato per il tipo di digiuno più sostenibile per un periodo di tempo prolungato, cioè quello 16/8.

Il piano alimentare è adatto sia per chi decide di organizzare la finestra di alimentazione delle 8 ore per esempio dalle 7 del mattino alle 15 di pomeriggio, sia per chi preferisce iniziare la fase di approvvigionamento invece ad esempio dalle 12 del giorno per poi concluderla alle 20 di sera. Naturalmente, dovrai eliminare il pasto della colazione se sceglierai la finestra alimentare dalle 12 alle 20 oppure la cena se sceglierai ad esempio di mangiare dalle 7 del mattino alle 15 del pomeriggio, ti basterà racchiudere i pasti sempre nelle 8 ore di lasso temporale in cui sono concessi. Ti ho realizzato il piano alimentare indicativamente inserendo anche alcune delle ricette che ti ho appena suggerito, ma è chiaro che tu potrai variarlo a tuo piacimento, basterà solo che ti attenga a pasti che abbiano all'incirca lo stesso valore nutrizionale di quelli che ti ho indicato nel programma, qui di seguito ti aggiungo altre idee veloci per variarlo con facilità.

Idee veloci per la colazione:

-50 grammi di salmone affumicato con all'interno formaggio spalmabile tipo Philadelphia e una tazza di caffè non zuccherato.

-1 yogurt greco zero grassi+ muesli di avena integrale+ frutta fresca a pezzetti+ semi di chia

-2 uova a frittata con all'interno due sottilette spezzettate o del parmigiano, oppure a tua scelta cuoci le uova in padella antiaderente e fai sciogliere sopra alle uova le sottilette

-Un bicchiere di latte parzialmente scremato circa 200ml o se preferisci latte vegetale e un piccolo panino con bresaola e formaggio cremoso spalmabile

-Uno yogurt intero greco + un piccolo panino con prosciutto crudo magro o prosciutto cotto senza grassi.

Idee veloci per il pranzo:

-Insalatona di uova +tonno+ rucola + avocado + semi vari o di girasole

-Insalatona di tipo songino + 1 avocado a pezzi + mozzarella light + pomodori pachino a pezzetti

-1 fetta di pane integrale tostato o pane di segale + formaggio magro spalmabile + 2 uova strapazzate e mezzo avocado

-Insalatona di rucola + gamberi lessi +mozzarella+ avocado a pezzi + semi di sesamo

-1 mozzarella +tonno+ spinaci freschi in insalata + pomodori a pezzetti e semi di girasole

-Insalata mista+ formaggio primosale in pezzi+ mezza mela verde a pezzetti +un gambo di sedano a rondelle+ uva bianca e noci spezzettate

-Merluzzo al vapore o alla griglia con zucchine grigliate o in padella + mezza mela

-Polipo alla griglia o al vapore accompagnato da melanzane alla griglia o in padella antiaderente + mezza pera

Idee veloci per lo spuntino:

-Una manciata di noci o mandorle o frutta secca a piacere

-1 yogurt greco zero grassi + 1 cucchiaio di mandorle a lamelle o noci o frutta secca o in alternativa aggiungi 1 cucchiaio di chicchi di melograno o frutta fresca a pezzetti

-2 cubetti circa 30 gr di formaggio tipo parmigiano reggiano o grana padano

-1 yogurt magro zero grassi + mirtilli o fragole fresche a pezzetti

-1 uovo sodo

Idee veloci per la cena:

-Un trancio di tonno o di salmone alla piastra accompagnato da verdure cotte al vapore o alla griglia

-Petto di pollo o di tacchino alla piastra accompagnato da insalata verde + mezza mela o mezza pera

-2 spiedini di pesce accompagnati da insalata mista

-2 spiedini di pollo o di carne mista accompagnati da un piatto di asparagi lessi conditi con olio evo e limone

GIORNO 1

Colazione: Frittata alle verdure

Pranzo: Insalata di farro

Cena: Filetto di branzino alla griglia o petto di pollo alla piastra con verdure

GIORNO 2

Colazione: Smoothie alla frutta

Spuntino: Bruschetta con pomodori e avocado (lo spuntino lo potrai inserire a piacere)

Pranzo: Penne all'arrabbiata

Cena: Fegato alla veneziana con cipolle

GIORNO 3

Colazione: Pancake ai mirtilli

Pranzo: Zuppa di verdure

Cena: Spaghetti alle vongole

GIORNO 4

Colazione: Uova strapazzate con avocado

Pranzo: Risotto ai funghi

Cena: Petto di pollo con spinaci e funghi

GIORNO 5

Colazione: Torta di mele e mandorle

Pranzo: Insalata di farro

Cena: Pesce alla piastra + verdure a scelta

GIORNO 6

Colazione: Smoothie alla frutta

Pranzo: Penne all'arrabbiata

Cena: insalata ricca +carne alla piastra

GIORNO 7

Colazione: Frittata alle verdure

Pranzo: Insalata ricca+tonno+uova

Cena: Zuppa di legumi + verdure a piacere

GIORNO 8

Colazione: Pancake ai mirtilli

Pranzo: Risotto ai funghi

Cena: Petto di pollo con spinaci e funghi

GIORNO 9

Colazione: Smoothie alla frutta

Pranzo: Insalata di farro

Cena: Spaghetti alle vongole

GIORNO 10

Colazione: Uova strapazzate con avocado

Pranzo: Penne all'arrabbiata

Cena: Fegato alla veneziana con cipolle

GIORNO 11

Colazione: Torta di mele e mandorle

Pranzo: Insalata di pollo e verdure

Cena: Trancio di pesce alla piastra + verdure

GIORNO 12

Colazione: Frittata alle verdure

Pranzo: Risotto ai funghi

Cena: Spiedini di carne + verdure

GIORNO 13

Colazione: Smoothie alla frutta

Pranzo: Zuppa di verdure

Cena: Filetto di branzino alla griglia con verdure in agrodolce

GIORNO 14

Colazione: Pancake ai mirtilli

Pranzo: Penne all'arrabbiata

Cena: Petto di pollo con spinaci e funghi

GIORNO 15

Colazione: Uova strapazzate con avocado

Pranzo: Insalata di farro

Cena: Pasta o riso integrale oppure zuppa di legumi +verdura a piacere

GIORNO 16

Colazione: Smoothie alla frutta

Pranzo: Risotto ai funghi

Cena: Insalatona mista con uova + tonno + verdure

GIORNO 17

Colazione: Frittata alle verdure

Pranzo: Zuppa di verdure

Cena: Salmone alla piastra + asparagi lessi

GIORNO 18

Colazione: Pancake ai mirtilli

Pranzo: Penne all'arrabbiata

Cena: Petto di pollo/tacchino con verdure lesse/ grigliate

GIORNO 19

Colazione: Smoothie alla frutta

Pranzo: Insalata di farro

Cena: Spaghetti alle vongole veraci

GIORNO 20

Colazione: Uova strapazzate con avocado

Pranzo: Risotto ai funghi

Cena: Trancio di tonno alla piastra + insalata ricca

GIORNO 21

Colazione: Torta di mele e cannella senza zucchero

Pranzo: Insalata di pollo e verdure

Cena: Zuppa di legumi + verdura cotta

CONCLUSIONI

Siamo arrivati alle conclusioni di questo libro, a questo punto tu potresti pensare di essere giunto alla fine del viaggio che abbiamo intrapreso insieme, alla scoperta del mondo articolato e vario del digiuno intermittente, in realtà io non voglio assolutamente che sia così. Poiché questo libro deve essere per te solo un inizio, deve rappresentare la base su cui costruire la tua nuova dieta, e dovrai tenerlo sempre a portata di mano, per poterlo rileggere ogni volta che sorgerà in te qualche dubbio, oppure ogni volta che ne avrai bisogno. Questo affinché tu non ti senta mai sola/o mentre intraprenderai questo cammino, e ti posso assicurare che se leggerai con attenzione, e seguirai i consigli che ti ho dato, i risultati non tarderanno ad arrivare, e presto li vedrai a colpo d'occhio guardandoti allo specchio. Te lo posso garantire, perché come ti ho anticipato all'inizio del libro, io stessa ho vissuto in prima persona quest'esperienza, e ti assicuro che pur avendo provato svariate diete valide, non ho mai raggiunto risultati visibili come con questa.

Se sei stanca/o di vederti in sovrappeso, ti senti con poca energia, e vuoi eliminare una volta per tutte i kg in eccesso, questo è il libro perfetto per te. Non serve che tu ne cerchi altri su diete, o altre soluzioni rapide per dimagrire, non procrastinare l'inizio di questa nuova avventura solo per paura di non farcela, e al contrario passa subito all'azione.

Questo infatti è il momento più importante, è l'attimo in cui devi evitare di riporre il libro nello scaffale della libreria e passare subito dalla teoria alla pratica. Non cercare inutili scuse, non convincerti di dover aspettare più tempo o un momento migliore per iniziare, non dirti che ancora non ti senti pronta/o, o che probabilmente non ce la farai mai a raggiungere risultati reali leggendo semplicemente un libro, perché come ti ho già detto in precedenza, anche il mindset è importante per iniziare, e di sicuro questi che vedi come ostacoli insormontabili sono solo scuse, è solo il tuo vecchio modo di pensare, che ormai non deve appartenerti più, che prova a ritornare a galla, e solo tu dovrai essere tanto in gamba da non farti condizionare! Per raggiungere il tuo obiettivo devi iniziare a pensare in modo diverso. Te lo dico parlandoti a cuore aperto, come se fossi una tua cara amica che ti vuole bene, perché stare bene con te stesso/a è il regalo più grande che potrai farti, regalandoti un nuovo aspetto, maggiore salute ed energia. Poterti finalmente guardare allo specchio con soddisfazione, pesarti essendo finalmente fiero dei risultati che si sono raggiunti è una soddisfazione incredibile, per questo sono qui a chiederti di non privarti di questa grande soddisfazione solo perché hai poca fiducia in te, o peggio ancora per mancanza di volontà o per pigrizia.

Adesso hai davvero ricevuto tutte le nozioni teoriche e pratiche sul Digiuno Intermittente, ti ho dato tante idee e suggerimenti avendolo provato io stessa in prima persona su di me, quindi quando chiudi questo libro mi piacerebbe che iniziassi sin da subito a programmare la tua prima settimana di dieta intermittente, partendo gradualmente come ti ho suggerito, in modo da non stravolgere troppo le abitudini del tuo organismo. Quello che hai imparato in questo libro lo dovrai introdurre nella routine quotidiana e mettere in pratica, fare questa dieta non deve semplicemente farti perdere qualche chilo, ma significherà ritrovare il tuo peso ideale, un chilo alla volta appunto, e anche rivoluzionare il tuo approccio con il cibo per raggiungere uno stile di vita più salutare, e avere una maggiore energia e vitalità. Difatti non dimenticare che questa dieta ha effetti benefici non solo per la perdita di peso, ma anche per tutto il tuo organismo. Non solo perderai peso ma ti sentirai anche notevolmente meglio con te stesso/a.

Non posso dirti che non ci saranno dei momenti di difficoltà o in cui ti verrà voglia di mollare, ma ti ho dato molti consigli su come poterli affrontare, e ti assicuro che dentro di te hai la forza e sei assolutamente in grado di andare avanti e superarli.

Inoltre posso garantirti che quando il digiuno sarà diventato ormai parte della tua routine quotidiana ci sarà una fase di discesa, dove sarà molto più facile e piacevole conviverci, e addirittura arriverai ad un punto in cui non potrai più farne a meno.

È arrivato il momento che tu inizi a trattare il tuo corpo come un tempio, come qualcosa di sacro, perché è questo che merita, è infatti lui che ti accompagnerà per tuttala tua vita e quindi è giusto trattarlo con cura. Ti sarà capitato penso di vedere persone che nonostante l'età fossero particolarmente in forma e piene di energia, bene sappi che il loro segreto è di sicuro una particolare cura dell'alimentazione, infatti ciò di cui ci nutriamo all'interno si riflette poi all'esterno, e chi ha più energie è semplicemente perché ha capito come nutrirsi al meglio, e lo mette in pratica nella sua vita.

Ora è il tuo momento, è ora di cominciare questa rivoluzione alimentare che ti porterà soddisfazioni enormi!

Ricorda:

"Non è mai troppo tardi per essere ciò che avresti voluto essere"

(GEORGE ELLIOT)

In bocca al lupo!

DIARIO ALIMENTARE

di

Istruzioni per l'uso

Finalmente ti sei deciso/a di riprendere in mano la tua vita, sei pronto/a a porti un obiettivo e ad impegnarti a portarlo a termine. Per farlo puoi cominciare aiutandoti con questo diario alimentare di 12 giorni.

Per iniziare troverai nella pagina successiva un invito a scrivere le misure del tuo corpo ed il tuo peso di partenza, e nella pagina seguente dovrai scrivere anche qual è il tuo obiettivo da raggiungere.

Ecco come compilare il diario: dovrai scrivere giorno per giorno quello che hai mangiato, quanto acqua hai bevuto, se hai fatto attività motoria, quanto hai dormito e come ti senti. C'è anche un piccolo spazio per eventuali annotazioni utili.

È molto importante essere assolutamente sinceri in ciò che si scrive, è il tuo diario alimentare e nessuno ti giudicherà se commetti degli errori, ma è importante scrivere tutto per aiutarti ad imparare e capire se e dove puoi migliorare.

Ricorda sempre che sei qui per te stesso e per la tua salute, se fallisci ritenta, non ti arrendere mai!

Ora tocca a te, è il momento di iniziare questa avventura!

In bocca al lupo!

Riporta le tue misure ed il tuo peso:

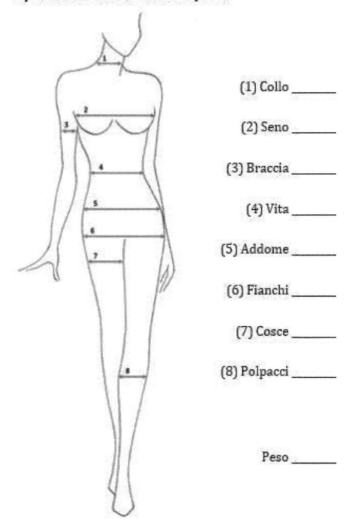

(1) Collo _____

(2) Seno _____

(3) Braccia _____

(4) Vita _____

(5) Addome _____

(6) Fianchi _____

(7) Cosce _____

(8) Polpacci _____

Peso _____

Giorno   1

Data ...../...../......

Colazione	Pranzo	Cena

Spuntino	Merenda	Spuntino

Acqua

Attività motoria

Come mi sento oggi

Note del giorno

Sonno

Giorno 2

Colazione	Pranzo	Cena
_____	_____	_____
_____	_____	_____
_____	_____	_____

Spuntino	Merenda	Spuntino
_____	_____	_____
_____	_____	_____

Acqua

Attività motoria

_____

Come mi sento oggi

Sonno

_____

Note del giorno

_____

308

Giorno   3

Data ...../...../......

Colazione	Pranzo	Cena

Spuntino	Merenda	Spuntino

Acqua

Attività motoria

Come mi sento oggi

Note del giorno

Sonno

Giorno 4

Data ...../...../......

Colazione	Pranzo	Cena

Spuntino   Merenda   Spuntino

Acqua

Attività motoria

Come mi sento oggi   Note del giorno

Sonno

Giorno 5   *Data ...../...../......*

Colazione   Pranzo   Cena

....

....

....

....

Spuntino   Merenda   Spuntino

....

....

Acqua

Attività motoria

....

Come mi sento oggi   Note del giorno

....

....

Sonno   ....

....

Giorno   6   *Data* ...../...../......

Colazione   Pranzo   Cena

_____   _____   _____

_____   _____   _____

_____   _____   _____

_____   _____   _____

Spuntino   Merenda   Spuntino

_____   _____   _____

_____   _____   _____

Acqua

Attività motoria

_____

Come mi sento oggi   Note del giorno

                                _____

                                _____

Sonno   _____

_____   _____

312

Giorno 7

Colazione	Pranzo	Cena

Spuntino	Merenda	Spuntino

Acqua

Attività motoria

_____

Come mi sento oggi   Note del giorno

Sonno

Giorno 8

Colazione	Pranzo	Cena
....	....	....
....	....	....
....	....	....
....	....	....

Spuntino	Merenda	Spuntino
....	....	....
....	....	....

Acqua

Attività motoria

....

Come mi sento oggi   Note del giorno

Sonno

314

Giorno 9

Data ...../...../......

Colazione	Pranzo	Cena

Spuntino   Merenda   Spuntino

Acqua

Attività motoria

Come mi sento oggi   Note del giorno

Sonno

Giorno   10

Data ...../...../......

Colazione	Pranzo	Cena

Spuntino   Merenda   Spuntino

Acqua

Attività motoria

Come mi sento oggi   Note del giorno

Sonno

316

Giorno **11**   *Data* ...../...../......

Colazione   Pranzo   Cena

Spuntino   Merenda   Spuntino

Acqua

Attività motoria

Come mi sento oggi   Note del giorno

Sonno

Giorno 12

Data ...../...../......

Colazione	Pranzo	Cena
_____	_____	_____
_____	_____	_____
_____	_____	_____
_____	_____	_____

Spuntino	Merenda	Spuntino
_____	_____	_____
_____	_____	_____

Acqua

Attività motoria

_____

Come mi sento oggi   Note del giorno

Sonno

_____

Gentile lettore, grazie di aver acquistato uno dei miei libri, noi autori abbiamo bisogno dei vostri feedback, allo scopo di migliorare il nostro lavoro ed essere gratificati quando riceviamo recensioni positive. Per questo ti chiedo gentilmente, se hai apprezzato la mia opera, **di lasciare una recensione positiva sulla pagina dove hai acquistato il libro.**

Inoltre **vorrei farti un regalo, ti vorrei regalare un pdf con un Diario Alimentare Completo di 90 giorni,** devi solo richiederlo semplicemente, per poi stamparlo e segnare i tuoi fantatici progressi nel tempo, manda una mail alla mia segreteria e ti verrà subito inviato nella mail di risposta:

fabriprince80@gmail.com

Puoi inoltre seguire la mia pagina **Instagram** di ricette facili Light

Ricettefacili,light

Ricorda, **abbi sempre cura del tuo corpo perchè è l'unico posto dove dovrai vivere per sempre!**

Grazie ancora,

Sara Di Pietro

INFORMAZIONI SULL'AUTRICE

Sara Di Pietro è una professionista specializzata in alimentazione e benessere, con una vasta esperienza nel campo della nutrizione e della salute. Dopo la laurea ha iniziato a lavorare come coach con consulenze alimentari per aiutare le persone a ritrovare la propria linea e a migliorare la loro salute. Grazie alla sua passione per la scrittura e l'approfondimento degli argomenti legati all'alimentazione, ha deciso di diventare anche autrice di libri, focalizzandosi soprattutto sulle diete e sui regimi alimentari per il benessere del corpo e della mente. I suoi libri sono diventati una fonte di ispirazione per molte persone che desiderano migliorare la propria alimentazione e raggiungere uno stato di salute ottimale, facendo diventare l'autrice una figura di riferimento nel mondo della nutrizione e del benessere.

Printed by Amazon Italia Logistica S.r.l.
Torrazza Piemonte (TO), Italy

60550718R00183